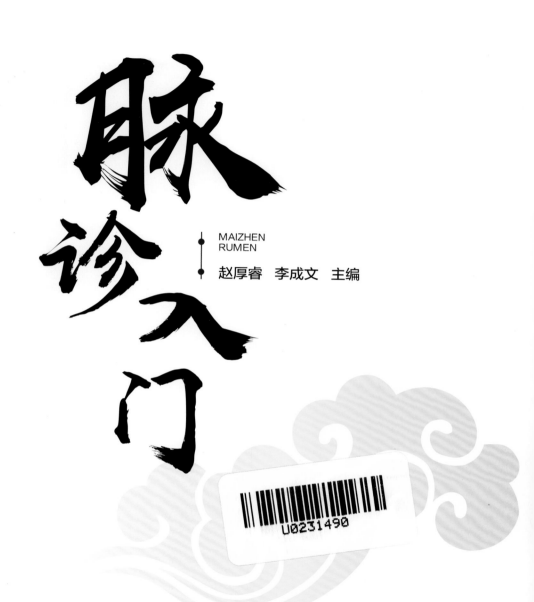

脉诊入门

MAIZHEN
RUMEN

赵厚睿　李成文　主编

化学工业出版社

·北京·

本书图文结合，介绍传统 28 脉。先述脉搏定义；其次选录李时珍《濒湖脉学》歌诀，包括体状诗、相类诗、主病诗；继之脉象示意图、诊法、分类、鉴别、形成机理与诊断意义。临床应用部分附有医案，并加以评析，以便读者了解各种脉象的特征，及脉与症、证、病和处方用药的关系，个别医案还体现了舌诊脉诊合参，力求使中医初学者掌握脉诊的系统知识和领会脉诊的精髓。适合中医学生及中医爱好者。

图书在版编目（CIP）数据

脉诊入门/赵厚睿，李成文主编．—北京：化学工业出版社，2020.2（2024.10 重印）
ISBN 978-7-122-35965-0

Ⅰ.①脉… Ⅱ.①赵…②李… Ⅲ.①脉诊-基本知识 Ⅳ.①R241.2

中国版本图书馆CIP数据核字（2020）第013066号

责任编辑：戴小玲	文字编辑：赵爱萍
责任校对：刘 颖	装帧设计：史利平

出版发行：化学工业出版社（北京市东城区青年湖南街 13 号　邮政编码 100011）
印　　装：北京华联印刷有限公司
710mm×1000mm　1/16　印张 13　字数 234 千字　2024 年 10 月北京第 1 版第 4 次印刷

购书咨询：010-64518888　　售后服务：010-64518899
网　　址：http://www.cip.com.cn
凡购买本书，如有缺损质量问题，本社销售中心负责调换。

定　　价：68.00 元

脉诊是中医最重要的诊法之一，它是一种精细微妙的诊断技术，可以为中医师提供准确可靠的诊疗思路，在危急关头也可以帮助预测病情的发展趋势。掌握了脉诊技术，就能提高中医师的诊疗水平。

但脉诊技术的掌握绝非易事，前辈们曾感叹："心中了了，指下难明！"其实，脉诊理论要做到心中明白也很不容易，更不用说指下的感觉了！这也是初学中医脉诊的最大困扰。鉴于此，我们编写了此书。本书融合了历代脉诊理论和实践经验，包括明代李时珍《濒湖脉学》至当代多位脉诊大家，并结合编者自己的临床经验和体会，将真实不虚的技术与经验和盘托出。

本书可作为高等中医院校的教学参考书，供广大中医学子们研习；同时，由于本书不仅仅讲述了脉理论，还讲述了大量的临床经验和体会，故也可供不同层次的中医临床工作者参考阅读。

与市面上同类脉诊书籍相比，本书有三大特色：一是理论上的通俗易懂；二是实践操作上的易学易用；三是脉案结合便于临床应用。

（1）理论通俗易懂 可使学者读完此书后，真正做到"心中了了"。脉学理论之所以难懂难学，一方面是因其为一种抽象的理论，另一方面读者的理解力很大程度上取决于书中语言文字的表达方式。历代脉象理论的论述多言简意深，而过于言简，造成了一些语义模糊现象。笔者在本书的编写过程中尽量运用通俗易懂的文字，平实、客观地阐述相关理论，为广大读者克服阅读和理解障碍。

（2）实践操作易学易用 使读者学习此书时，随时做到"指下明了"。笔者在脉诊操作方法上和脉象体验上尽量讲得细致入微，使读者很容易把握指下的感觉。按照书中所述坚持练习必有所得。

（3）脉案结合学以致用　为更好理解脉象，在脉后举例古今医案，通过案例分析一方面可以体会到脉诊的应用思路和方法，另一方面也有利于我们提高中医临床思维能力。这部分内容将使我们的读者在学习脉诊的同时全面提高中医理论的整体水平和实战能力。

本书文字通俗易懂、细致入微的特点，脉案结合的临床应用部分也弥补了单纯叙述脉诊理论、缺乏实战应用的缺陷。

全书突出了"好学""好记""好用"的特点：通俗易懂，易于操作，故而好学。本书引用了《濒湖脉学》中的歌诀，并结合实际临床经验，让人印象深刻，故而好记。本书内容为宝贵临床经验的总结，可重复性强，故而好用。

承蒙化学工业出版社的大力支持，再次表示衷心的感谢！

编者

2019 年 10 月

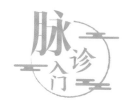

目录

目 录

本书分为上篇脉学理论、下篇脉象详解及其临床应用两部分。

本书以传统 28 脉为主，先述脉搏定义；其次选录李时珍《濒湖脉学》歌诀，包括体状诗、相类诗、主病诗；继之脉象示意图、诊法、分类、鉴别、形成机理与诊断意义。

临床应用部分附有古代名家医案、当代名家医案及作者临证医案，并对医案进行评析以便于读者了解各种脉象的特征。

本书内容与全国高等中医药院校统编教材《中医诊断学》中脉诊部分内容基本一致，但增加了很多实践性很强的内容，因此阅读本书时可与该教材互参。

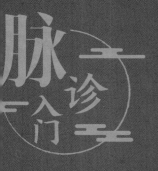

上篇 脉学理论

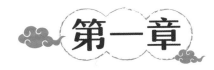

第一章 脉学基础

脉诊是中医特色诊法之一，它具有悠久的历史。《史记·扁鹊仓公列传》指出"至今天下言脉者，由扁鹊也"，认为是名医扁鹊创立了脉诊的诊疗方法。其后历代医家均对脉诊有所补充和发展。

《黄帝内经》是我国现存第一部医学经典，其中包含多篇脉学专论，如《玉版论要》《脉要精微论》《平人气象论》《三部九候论》《论疾诊尺》等。论述了诊脉的操作方法和相关理论。

《黄帝八十一难经》（简称《难经》）是《黄帝内经》之后又一部中医学经典著作，它特别重视脉诊理论，有二十二难专论脉学部分，并首倡"独取寸口"。

东汉末年张仲景在《伤寒杂病论》中以脉诊作为辨证的重要客观依据，诊脉以寸口诊法为主，结合诊察趺阳、太溪脉，提出了"辨病脉证治"的理论体系。

晋代王叔和撰成我国第一部脉诊专著《脉经》，记载了 24 种脉象，进一步完善了独取寸口诊法，首次提出腕后高骨为"关"，关前为寸，关后为尺的寸口三部定位法，制定了诊脉操作规范，且初步确定了"寸口三部"与脏腑的对应关系。

唐代孙思邈在《千金翼方》中对脉学进行了补充。五代高阳生著《脉诀》，是以王叔和《脉经》为基础再作的，因其错误较多，引起了后世医家们的学术争鸣，如元代戴起宗《脉诀刊误》、清代李延昰《脉诀汇辨》、明代张世贤《图注脉诀辨真》等均为此而作，这一学术现象推动了脉学的发展。

南宋崔嘉彦著《四言脉诀》为后世医家推崇。许叔微《仲景三十六种脉法图》是首部以图说脉的著作。施发《察病指南》中记载脉图 33 幅。

元代滑寿著《诊家枢要》记录 30 种脉象，较王叔和《脉经》增加长、短、大、小、牢、疾六脉。

明代李时珍著《濒湖脉学》载 27 脉，其易读易记，传世极广。张介宾《景岳全书》中专列有"脉神章"，将 28 脉归类于八纲。

清代周学海用歌诀形式描述了脉象和脉理，其对后世影响很大。陈修园在《医学实在易》中主张运用八纲脉（浮沉迟数细大短长）分析脉象，并提出八纲脉之间有"互见之辨"，即相兼脉合参。赵文魁在《文魁脉学》中详述了27种脉象的704种兼脉。

清末民初张锡纯在《医学衷中参西录》中提出脉诊分析要点为三部总看，配尺部和三部二候，即弃三部分诊以候脏腑之法，配尺部察其有力无力为病证之本，三部二候即以寸关尺和浮沉比较，重在察脉之沉位和尺部有力无力。

第二节 脉诊、脉象概念

脉诊是指医生以手指切按动脉搏动处，以获得脉动应指的形象，从而了解脏腑气血寒热虚实等变化的诊法。脉象即指脉动应指的形象。

脉诊所诊察的并非经脉，而是动脉血管，因为经脉一般不会出现搏动现象，只有动脉才会。但中医的经脉与动脉血管之间也有一定联系，比如我们现在所习用的寸口脉诊中的桡动脉搏动处，与手太阴肺经所过之处相重叠，所以寸口脉与肺经之经气相关联。

动脉在指下搏动时产生的形象，即指感的表现。指下的感觉需要用形象的描述才能展现出来。为使脉诊做到准确无误，必须做到：一是指下感觉要尽可能精确；二是对于这种感觉的描述要客观真实。

要做到指下感觉精确无误，必须坚持正确的诊脉方法和持之以恒的训练，我们将在下文详细介绍各种练习方法。

对于感觉的正确描述，必须坚持客观真实，不以诊脉者的意志为转移，也就是说，一个诊脉者在诊脉中描述出来的脉象特征，一定要能为其他诊脉者感知到。如果在指感相同的前提下，某个诊脉者所描述的现象不能为其他诊脉者所感知到，那他的描述是有问题的。

所以一个完全的脉诊，应当包含了足够精确的指感和客观准确的描述，两个方面缺一不可。

在描述指感的结论时，由于它仅凭触觉体现出来，向他人传达这一信息时就存在一定的困难。因此我们不得不借助形象的比喻来详细的表达。这些描述性语言展现出来的形象，是经过大脑"加工"后转换出来的内容，因此需要我们加以客观对待。在古代医籍中有关于脉象的大量经验性描述，我们在学习和研究过程中应加以理性的分析，总结出其中一些共同的规律，以便于掌握和运用。

历代中医学家一直在为如何客观诊察和准确地表述脉象而努力，如李时珍的《濒湖脉学》中的脉象歌诀即是为此而作。

直到现代科学技术高度发展的今天，中医药学术界发明了脉象仪，运用现代各种测试技术和方法，将医生手指感知的各种脉象描记下来，以期解决脉诊指感不准确和脉象描述模糊不清的问题。其基本原理和方法是：把适当的传感器置于被测部位（多为桡动脉所在的寸口脉部位），将脉搏的搏动转换成电信号，并用记录仪记录下来，或用计算机处理后再对脉搏波进行分析诊断。其中压力传感器是中医脉诊客观化经常使用的探测手段。因为中医师诊脉的习惯常常是用手指的不同力度对脉搏进行按压，通过挤压桡动脉搏动的位置获得桡动脉的变化，以获取更多的信息。压力传感器正是模拟这一行为，通过判断在不同压力下的脉图，可以得出脉象的部分属性，所以压力传感器是中医脉诊客观化中必不可少的一部分。同时，大量的实验研究提示，用压力脉波作为研究手段，也有一定的局限性，不能全面反映脉象的丰富信息，所以在现有的基础上还要进一步研究如何运用多种脉象波形分析技术，全面准确地研究脉象。

鉴于当前脉象仪的缺陷，编者在论述传统 28 脉的脉象时，并不采用脉象仪所描绘的脉波图，而仍以传统的示意图来展示每个脉象的特征，以便于读者轻松掌握每个脉象的判断技巧。

第三节　脉诊的重要意义

中医的诊察手段主要是四诊：望、闻、问、切。切诊主要指的是脉诊，当然还包括按胸腹、按肌肤、按经络腧穴等，但脉诊在切诊的首要地位不容置疑。

一般而言，脉象信息可反映患者百分之七八十的问题。当代医家精通脉诊的临床医师有很多，他们都特别强调脉诊在临床上的重要性，如国医大师李士懋提出"平脉辨证"观点，临证主要以脉诊为中心，结合四诊观察来辨证论治，常常取得显著疗效。他特别强调以脉诊辨别病情的虚实，判断生死之机，多数情况下，他可仅凭脉象判断患者体内的病机本质，在外在症状表现复杂时能抓住重点，从而实施有效的治疗。近代江西中医泰斗姚荷生也特别精通脉诊，常以脉诊判断疾病的预后，包括预测疾病的轻重深浅以及疾病发展的方向，他们所记载的真实的临床经验，足以证明脉诊在当今临床上的重要作用。

在实际应用中，我们常常根据脉诊的脏腑定位，将病变脉象部位与相关脏腑联系起来；根据脉象所体察到的邪气的性质，可知人体感受邪气的种类，据此判断病因的类别；根据不同时间脉象的变化特点，还可了解到人体正气与邪气相斗争时的状态，从而判断疾病的预后；脉象还可反映人体气血的运动变化，气化的状态以及气机的升降出入状态，因此有利于我们掌握病情的整体变化。

临床上运用脉诊为主，再结合其他诊法综合分析，可使诊断更加准确。在此基础上，有不少医家在临床实践中总结出脉象与证治的关系，并将方药（在针灸学中则为穴位）与脉象相结合，提炼出特异表现的脉象与特定方药（穴位）之间的关系。有时候我们掌握了某种特异脉象就能明确其具体的治疗方案。如当代著名医家刘绍武先生总结了聚关脉、溢脉、动脉等特异脉象所代表的病证及其相应的处方，在临床上行之有效，值得我们学习。

脉诊在辨别复杂疑难病时有着独特的优势。面对复杂疑难病，医生常常无从下手，因其症状纷繁复杂，且常有寒热虚实错杂，病变的主要矛盾和次要矛盾混杂在一起难以分清。运用脉诊则有助于我们透过复杂的外在表现，深入地剖析病变本质，有利于我们分清主次。

下面用一则案例说明笔者在临床上应用脉诊的实际效用。

> 某女，28 岁，2017 年春天患哮喘持续 4 个月，来门诊时仍咳喘，但是没有痰吐出来，只听到喘声较粗重。望诊：面色沉暗，身体瘦弱，嘴唇色淡白无华，两眼无神，有气无力，舌质颜色淡白而暗，舌苔薄白而润。问诊：平时较为疲劳，易于困倦，自春天患哮喘后，到武汉某医院检查到过敏原多达 40 余种，特别对油烟、粉尘、螨虫等过敏，她从小感冒咳嗽后都不会吐痰，也就是说即使感觉到有痰都不会吐出。但一般不会怕冷或怕风。脉诊：双手的脉象极其细弱无力，几乎摸不到，但是在重按至骨的时候，体察到一种细小如豆的滑动感。

通过四诊合参，大概可以知道这位患者的情况：以阳气虚弱为主，证据在于平时常感疲劳无力，而且从小不会吐痰，实际上是无力的表现。舌象淡白无华，脉象沉弱无力也正是这个虚弱的反映。

患者脉象里的一个信息很重要：沉而细小的滑脉，说明有痰深藏在体内，她自己都没感觉有痰，而我们在治疗时却要关注。

所以初诊用苏子降气汤，降气化痰平喘，兼以温阳。服用五天后，喘止住了，但脉象仍然同前。二诊时，更换为具有排脓痰功效的千金苇茎汤，并加上补气的党参、黄芪，第一天服用痰就吐出来了，而且此后连续十几天都吐痰，吐出痰后患者自觉很轻松，精神大为好转。服完十天后，再诊她的脉象，已经较之前有很明显的粗大柔和感觉了。也就是说，由以前的沉细弱脉变成了中取即可见到的缓和有力脉，这提示以前的阳气虚弱已经恢复，且沉细滑脉已经消失，说明以前的痰浊阻滞人体气机的状态已经消除。

第四节　脉症取舍的问题

临证时，常常会遇到脉象与其他四诊病情资料不相一致的情况，这时就要考虑"脉症从舍"的问题。这个问题是关系到辨证是否准确以及脉诊的运用原则等方面的内容，因此应予特别重视。

我们要研究这个问题，首先就得明白一个前提，只有当脉与症不相一致时才会考虑舍弃的问题，那么脉与症不一致有几种情况？我们认为总体来说有两种情况：第一，有的中医药著作上所说的脉症不一致，即意味着"脉症真假"的含义，也就是认定脉症不一致时，必有一方是真象，另一方是假象；第二，脉与症仅仅是不相一致，而并不存在着谁真谁假的问题，它们都是从不同角度来反映复杂的人体。

我们对以上两个前提都要进行细致的考察。

首先，讨论一下脉与症存在着一真一假的矛盾情况。这种情况即为：脉与症均为外在的表现，其中一方与内在的病机相一致时我们即称为真，另一方的表现与内在病机相反时我们即称为假。比如，某位患者的病机为脏腑实热证，其外在表现为满面通红、口干渴喜冷饮、大便干结、小便短赤、舌质鲜红、舌苔黄燥等这些表现均为热象，与病机相一致，故这些症状均可称为真。但诊察其脉象，却为沉迟脉，临床上沉迟脉所反映的病机多为寒证，此时的脉象表现与其实热证的病机相矛盾，故称为假，我们在辨证分析时，则采取舍脉从症的原则。反之，如果某位患者病机为虚寒证，其脉象为沉细微弱无力的虚寒之象，此脉象即为真，但其症状表现中却出现了烦躁不安、颧额部潮红的热象，此即为假，此时在分析脉症时，则应当舍弃这些局部的假热症状，而保留能提示虚寒病要的沉细微弱脉，这就是舍症从脉的原则。

这种情况下的舍症从脉、舍脉从症让我们很容易理解，也很容易掌握。但是我们应当更深层次地加以思考：任何一个人患病，其外面表现难道不应当真实地反映内在的病变吗？为什么会出现这些所谓的假象？换言之，产生假象背后的机制是什么？如果能理解这些假象产生的根源，将更有利于我们提高诊治疾病的能力。

辩证唯物主义哲学认为：万事万物的内在本质都会或多或少通过外在现象反映出来，现象与本质是统一的，本质是现象的依据，现象是本质的表现形态。任何本质通过现象表现出来，任何现象都在一定程度上反映着本质。假象也是现象的一种，故而也能反映本质，这是因为假象也是由本质产生的，看似与本质相反，其实是本质的一种歪曲反映，是本质所固有的表现。假象与真象不同之处在于，它从反面反映本质，是本质歪曲的颠倒的反映。从这个意义上来理解，临床上所谓的假象其实并非真正的假象，因为它们同样也能真实地反映内在病机。既然如此，这些看似矛盾的假象，就不应该舍弃了。

问题是我们该如何看待和分析这些假象。

我们看看前面所举的例子：第一例，实热证一般应见洪数脉，为何出现沉迟脉？从实热证的本质来看，气血受到热邪蒸腾，血脉扩张，一般会使脉象粗大有力，但如果热邪太盛，且体内有实邪阻滞，血脉反而会不通畅，出现气血不能外达的沉脉，以及气血不畅的迟脉。脉象提示我们还应该注意患者血脉不通的情况，而不能仅仅考虑实热亢盛了。第二例，虚寒证其脉象表现为沉细微弱无力的虚寒之象，其症状上应表现为畏寒肢冷、精神萎靡不振，为何表现出烦躁不安、颧额部潮红等这些热象？其实此虚寒为元气虚弱至极而欲脱之象，体内元气虚不得温煦身体而有寒，但虚寒产生的寒冷太盛，可将虚弱的元气推出体表及头面部，故烦躁不安和颧额部的潮红其实是元气虚浮、阴阳离决的表现。此时我们应考虑在温补阳气之外，还要收敛浮越之元气，以免出现虚脱亡阳的后果。

由此可见，所谓的假象，其实也是能真实地反映出内在病变本质的，甚至还能反映出更多的病因病机。我们绝不可以舍弃不管。

其次，我们再来看看脉与症取舍的第二种情况，即脉和症的任何一方与我们四诊合参所分析出来的总体病机相一致，而另一方虽然不矛盾，即不构成前述之假象，但也出现了不一致的情况。比如某位患者，症状表现为胸闷胸痛心慌、遇冷加重、面色苍白、舌质淡白、苔白润、手足冰冷等，属于寒凝心脉的病机，但其脉象表现为沉涩迟和弦缓之象，其中沉、迟、弦与寒凝心脉的症状是一致的，但涩、缓与总体病机稍有差异，提示在总体寒凝的基础上，还存在着别的病因，如涩脉多提示还有气滞血瘀，缓脉还提示夹有湿邪。因此，脉症不一致时，即使不相矛盾，也不应当舍弃。

综合以上情况可知，"脉症从舍"实际并非真的要舍弃什么，而是根据临床实际情况而决定以何者为重，以何者为主。我们仍需四诊合参即脉症合参，全面分析病情以获得准确无误的辨证结论。

考察有些医家提出所谓脉症从舍的问题，实际上指的是对疾病进行辨证论治过程中的阶段性处理原则和方法，即当脉症的任何一方所反映的某种病机为当前的主要矛盾时，则以此为主，而另一方所反映的某种病机居于次要地位可暂时不管，留待下次解决。这种处理方法，即为很多医家强调的"抓主症"的方法，"主症"可以是几个关键的症状，也可以是相关的舌象或脉象，其实质是为了突出疾病的重点，找准方药作用的靶点，以提高治疗的效率。

至于临床上还可见到极少数人会因为体质的关系造成某些脉象，对于当前的辨证论治意义不大而在辨证分析时可予以舍弃，此又另当别论。比如，由于先天发育的关系，造成的解剖结构上的生理变异，出现脉象结构上的变化，表现为反关脉、斜飞脉，或者六阴脉、六阳脉，这些情况属于体质问题，对于当前病证的参考价值不大。

又如，有人因为住院做过西医的经桡动脉行冠脉造影手术后，其相应的桡动脉摸不到脉搏，这种现象也没有太大的参考价值。

总之，我们应当坚持脉症合参，脉症统一，认为所有脉与症均是疾病的反映，只不过是从不同角度、不同方面反映着病机的不同方面罢了。

第五节　脉象形成的原理

脉象是指脉动应指所产生的形象，其形成与心脏的搏动、血管的通利和气血的盈亏等直接相关。

首先是心跳与脉搏，一般而言，心跳一次脉跳一次，心率与脉率基本一致；同时，心跳的节律（心律）与脉跳的节律（脉律）也是基本一致，可以说接近百分百的一致，可能极少数情况下才产生二者不一致的现象（但这种现象极为少见）。

心脏泵出的血流鼓动脉管扩张，所以脉象的粗细和力度与血流的大小直接相关，因为心脏的搏动力即为心脏阳气的功能，因此心脏阳气决定了脉象的粗细和力度的大小。脉象的形成还与脉管本身具有的弹性相关，动脉搏动不仅仅靠心脏的推动，还要靠动脉本身的弹性促使血管上下往来的跳动，这种上下往复跳动产生的压力和动力，可以使血流有节律地向前运动，因此血管壁的紧张度和弹性共同构成了脉象的一部分，可以在我们指下形成一定的硬度和厚度，例如有的脉象体现出来如同琴弦般的刚硬，有的脉象则柔和如绵。有些疾病会导致血管壁发生厚度的变化，变化明显者可使我们指下感觉到血管壁厚薄的改变。

血管是血流的通路，它的通畅与否直接影响到动脉搏动的形象。正常情况下血流畅通无阻，指下的脉象有滑利的感觉。如果血管有所阻滞，则指下可能会出现滞涩之感。如果血管严重堵塞，则可能呈现出细小的形象。如果血管出现痉挛，则可能在指下出现如蚯蚓般的原地抽动感。如果血管时通时不通，则可能在指下出现脉管的时而粗大、时而细小，脉搏力量时而增加、时而减弱等变化不定的现象。

血流量可直接影响到指下的感觉，若因大失血之后全身血容量减少，则指下可呈现细而微弱之感，或呈现血管内空虚无力感。在饥饿状态下和在饱食状态下的脉象也有不同，因人体在饥饿时，会消耗血液中的能量，我们的指下也会相应地感受到空虚感，而在饱食后能量迅速得到补充，血管的搏动也会明显变得有力，这种情况尤其是在饮酒之后更加显著。

血液成分改变也会影响到脉象。如血液当中的血脂过高，则会形成滑动感。而还有些血液成分也许会让我们指下感受到有如流水中夹杂沙石样的形象，当然这是在我们长年累月坚持训练指感的基础上才能有如此精细的体会。

中医在千百年来的发展中形成了以五脏为中心的整体观念，因此传统的脉象形成原理还将五脏的功能联系起来加以说明。

如前所述脉象与心脏的关系，以传统中医理论来说可以视为心主血脉的功能可以决定脉之搏动，具体而言有心气推动血液在脉中运行，心阳温煦着血液使之不会因寒而凝聚，心阴则起着制约心气和心阳的作用，使心气的推动不至于太过而心率不会过快，也使心阳温而不燥而脉搏不急不躁。心脏的阴阳气血对血管具有温养和濡润的功能，使血管具有足够弹性，也能保持畅通无阻。

肺主气司呼吸，具有宣发肃降的特点，其功能体现在肺呼吸运动中的一张一合，呼出废气和吸入清气，也体现在肺通过呼吸运动将全身血液循环向上向外的宣发和向下向内的肃降。尤其是肺脏有规律的呼吸运动，帮助心脏有节律地搏动，此即心为君主之官、肺为相傅之官的含义，二者有机配合可使全身气血畅通无阻，推动生命的新陈代谢。肺也主通调水道，为水之上源，即为肺可参与水液代谢的过程，这一过程与血液循环是密切联系的，水液与血液之间是可以互相转化的。因此，肺之主气司呼吸功能或主通调水道功能的异常，均可影响到血液的运行状况，也影响心脏功能而间接导致心主血脉功能的问题，最终影响到脉象。

脾主运化，胃主受纳，脾胃功能密不可分，均为现代医学中消化系统对饮食物的消化吸收功能。中医理论认为脾为气血生化之源，故当脾胃功能异常导致气血亏虚时，血脉当中的血容量会减少，自然也易使脉搏减弱，同时脾胃气血虚弱时供给心脏的气血相应减弱，而致心之推动力减弱，也会导致脉搏减弱。脾主运化水液的功能，是指脾能将水液中的营养物质适度地吸收，过多的水液则排出体外，若此功能减弱，导致水液停聚于脉管内，也可使脉搏发生异常搏动。脾主统血的功能是指脾气能将血脉中的血液控制在血管内运行而不溢出脉外，说明脾对血液和血管均有直接的作用。

肝主疏泄和藏血。肝主疏泄是指调节全身之气的运行，使之畅通；肝主藏血是指肝能调控血液量，合理地分配全身的血液。这两个功能直接影响到血脉当中的血液状态，肝在调节气与血的两个环节中无论哪一个出现阻滞，都会在诊脉者指下呈现滞涩不畅的感觉。若肝藏血功能不足，也可引起出血，或血容量减少，而出现指下血管细小的感觉。肝主筋，广义上讲，筋也包含了血管，即血管壁的结构和功能与肝脏功能密切相关，如血管硬化，常常在指下呈现出类似于肝脏疾病弦脉之象。此外，人们的心情也是肝主疏泄的一种表现，若心情发生剧烈变化，脉搏必定会产生相应的改变，如大怒则脉搏亢奋，血流加速，大喜则脉管弛缓，大惊则脉搏跳动不安等。

肾主藏精。肾脏的重要作用是精气为人体的原动力，这种原动力推动了生长发育，包含了心脏的搏动功能、肺脏的呼吸功能及宣降功能、脾胃的运化以及肝脏的疏泄功能和藏血功能等在内，因此必然会影响到脉象的形成和变化。肾脏也可在其相应的寸口脉上的尺脉部位直接影响到脉象的产生，临床上常以尺脉部位诊断肾脏精气的虚实，因此部位是人体全息对应关系中的下部，其原理可能与神经反射相关。中医在诊治危重病时，需要特别留意肾脏的功能，在脉象上特别注重诊察肾脉。正常情况下肾脉重按时是有力而不绝的，此谓脉象有根，提示病情肾气充足。

经络与脏腑相连，是脏腑的延伸，它通达内外表里上下，遍及周身，在脉管搏动之处也有经络循行，如我们常用诊脉的手腕桡骨动脉处有手太阴肺经循行，经络功能状态可直接影响到脉象。

人体脏腑经络之内的物质基础是营、卫、气、血、阴、阳、津、液、精等。营行脉中，卫行脉外，营卫相伴而行于体表，固密肌肤，抵抗外邪，护卫人体。若外邪入侵，卫气奋起反抗，鼓动脉管向外，可以形成轻取即得的脉——浮脉，若卫气虚弱，无力抗击，此时可见脉搏无力。营行脉中，与脉管中的气血一起组成脉中内容物，脉内营血充足则脉管显得充实而粗大，营血亏虚则脉管显得细小而空虚。同理，阴、阳、津、液、精等也可直接影响到脉象的表现。

脉管内流行的是气血，气血周流于全身脏腑，在这个意义上说，我们诊察到的手腕这一部位的脉象，实际上也就是诊察脏腑的气血，亦能客观地反映出脏腑的变化。

第六节　寸口脉的脏腑分布

历代医家对寸口脉的脏腑分布都有探讨，其结论是同中有异，按照寸关尺三部脉对应的脏腑（表1-1），大致有以下几种看法。

表1-1　寸关尺三部脉对应的脏腑

典籍	寸		关		尺	
	左	右	左	右	左	右
《难经》	心	肺	肝	脾	肾	肾
	小肠	大肠	胆	胃	膀胱	命门
《脉经》	心	肺	肝	脾	肾	肾
	小肠	大肠	胆	胃	膀胱	三焦
《景岳全书》	心	肺	肝	脾	肾	肾
	心包络	膻中	胆	胃	膀胱 大肠	三焦 命门 小肠
《医宗金鉴》	心	肺	肝	脾	肾	肾
	膻中	胸中	膈 胆	胃	膀胱 小肠	大肠

从表1-1中可以看到，历代医家对于五脏寸口脉分属基本一致，即左寸关尺分属心、肝、肾，右寸关尺分属肺、脾、肾。因左脉主阴血，右脉主阳气，故左右两手之

肾分别为肾阴和肾阳（命门）。存在分歧的主要是六腑的配位。五脏六腑在三部脉上的定位基本是以五脏为主，六腑附属于五脏，如心与小肠、肺与大肠、肝与胆、脾与胃、肾与膀胱基本固定，但是也有心与小肠、心与心包络、心与膻中之别，有肺与大肠、肺与膻中、肺与胸中之别，肝与胆、肝与膈之别，左肾与膀胱、左肾与大肠、左肾与小肠之别，右肾（命门）与三焦、右肾与小肠、右肾与大肠之别，这些有分歧的看法，我们该如何理解？在临床上又该如何运用呢？

人体是一个有机的整体，脉象是人体的一个缩影。这种缩影也是整体对应的，所谓整体对应，意味着从形体结构和功能等方面，全方位和立体的对应关系。

肺与大肠、心与小肠、脾与胃、肝与胆、肾与膀胱同处于一个脉位上，是根据五脏与六腑的功能配属关系而定的，因此，这种脏腑定位法是根据功能对应关系而确立的。肾与三焦同在尺脉，也是因为功能属性相关，肾藏精气，三焦为元气和水液的通道。

心与心包络、肺与膻中、肝与膈和胆、肾与膀胱、肾与大肠、肾与小肠在同一脉位，则是根据形体结构相近的对应关系而定的。当然其中的肝与胆、肾与膀胱既为解剖结构相近，同时也属于功能相关，即这种对应关系是两种因素均有的。

由此可知，无论是运用功能相关还是解剖结构相近来确定脏腑组织的定位，都是有道理的。那么在运用脉诊来分析判断病证时，我们就应当根据需要来综合运用，具体运用时应稍有些侧重。若着重功能研究，则以脏腑表里相配的关系为主，若着重脏腑结构研究，则以解剖对应关系为主。从临床实际应用上来看，确实有这两种考虑，例如通过脉诊可知某个脏器结构发生了变化，或者某部位有肿瘤包块，或者通过脉诊准确判断某个解剖部位出现了疼痛症，这就是运用了解剖配属的方法。而中医也特别强调脏腑功能相关性，在分析病因病机时多数都用了心与小肠相表里，肺与大肠相表里等理论，此时的脉诊就会用脏腑表里相配的方法。

虽说这两种方法是根据临床具体需要而加以灵活运用的，但仍有一些重要的问题需要加以明确，脉诊中有些理论和实践操作的原则问题需要相对固定下来，如在尺脉的脏腑配属中，出现了明显的矛盾现象，《景岳全书》中将左尺以肾配膀胱和大肠，右尺以命门配三焦和小肠，而《医宗金鉴》中将左尺以肾配膀胱和小肠，右尺以肾配大肠。这里的问题主要是：大肠、小肠到底应该在左尺还是右尺？

形态结构的部位上，大肠、小肠同居于下焦，这是没有疑问的，而且腹部的左中右均有分布。因此我们认为，在形态结构无法分属左右的情况下，即应以脏腑功能属性来定其左右：左尺为肾阴，右尺为肾阳即命门；肾为人身阴阳之本，所以左脉多为阴血，右脉多为阳气；左脉上分布有心、肝、肾，心主血脉，肝主藏血，左肾偏重于阴血，而心与小肠相表里，小肠的功能为泌别清浊，与阴血关系更为密切，故小肠应居于左尺；右脉上分布有肺、脾、肾（命门），肺主气，脾主运化气血，命门主肾阳，而肺与大肠相表里，大肠主降气，排泄浊气，其与气的关系更为密切，故大肠应居于右尺。

此外，现代解剖学的发展，使我们对于人体的认识更加深入，因此今天的脉诊定位法在结构上应较古人更加具体和丰富，我们在临床上可以将上述对应法补充一些细节，即左右寸均候上焦部位，包括胸、颈、头面部，左脉候左半胸颈头面，右脉候右半胸颈头面；左右关候中焦病变，如左关候胆，右关候胃，左右关部均可候腹部中上部病变；左右尺候下焦病变，如膀胱、大小肠、女子胞、小腹、腰腿等。从解剖上看，左手脉对应左半身，右手脉对应右半身，但从功能上看，左右手同一脉位也可交叉影响，如左寸右寸均为上焦，故左右寸均可候心肺功能，左关右关均为中焦，故左右关均可候肝、胆、脾、胃，左右尺均可候下焦，故左右尺均可候肾、膀胱、大肠、小肠之功能。临床上我们可根据具体病情，在四诊合参的基础上，将这几种脉诊的对应法综合考虑灵活运用，以使之更符合临床实际。

最后还需要补充一点：在上述寸口脉对应脏腑部位关系表中，我们可以看到，五脏六腑的排列是基本按照三焦（上焦、中焦、下焦）上下对应的规律而定的，这种三焦对应法本质上仍然是以功能对应和解剖结构对应相结合而定的；我们还应当看到，除以上这种对应关系外，还有一种不按寸关尺三部，而按浮中沉来对应脏腑的方法，即将皮肤到肌肉的部位大致分成三层，靠近皮肤的脉象即为浮，靠近肌肉的脉象即为沉，浮沉分别诊断上焦和下焦的脏器，而中间部位则诊断中焦的脏器。临床需要将脉诊运用到三焦辨证中时，我们常在四诊合参的基础上，将寸脉和浮取这两种诊脉法作为上焦证候的参考依据，尺脉和沉取这两种诊脉法作为下焦证候的参考依据。

第七节　脉诊操作规范

1. 操作准备

医生应经常检查自己的指甲，若较长就及时修剪，一是保证卫生，二是避免指甲在患者手腕上留下刻痕，防止在按压时指甲刺痛患者。

诊脉前需要具备的基本条件：相对安静的诊室空间，一个合适的脉枕。

在相对安静的空间里，可避免旁人干扰医者诊脉操作。医生和患者共处一个安静的环境，也有利于双方神情安定，气血调和，这样更能准确客观地诊察脉象。

脉枕的要求：外观清洁卫生，质地柔软而有弹性，高度约为 2.5cm，压下去的高度不超过 2cm、不低于 1.6cm。

2. 平息

调整呼吸，使之均匀柔和，此为调息。

医生诊脉之前，首先需要平心静气，稳定自己的呼吸。医生只有稳定自己的呼吸才可能静心，只有静心才可能准确地体会脉象。

也应同时要求患者学会平息，《内经》说："诊法常以平旦。"平旦即清晨，患者刚刚醒来时，因为此时患者未起床活动，未进饮食，气血未动，心平气和，所以脉象是最能真实地反映身体情况的。患者早上刚起床，医生不一定就能够守候在他们的床边诊脉，所以现实生活中我们多数无法做到。但我们要让患者在诊室里尽可能地平心静气，将呼吸调平稳，让人体气血接近那种平和的状态。让进门来的患者先休息数分钟，静静坐一会儿，不要多讲话，保持诊室环境安宁。

3. 患者体位

要求患者采取正坐位或仰卧位。无论正坐还是仰卧均要求手臂与躯干不受到挤压，患者自我感觉很舒展，即要求双手、双臂与身体之间均不呈扭转姿势，具体要求如下。

（1）患者的手腕呈平直状态，即手掌与前臂基本呈一条直线，手掌心朝上，手指自然放松，腕关节轻松放置于脉枕上，使寸口部位充分伸展，以方便医生对桡动脉进行触诊（见图1-1）。

（2）患者上臂与前胸之间夹角约成45度角，即传统太极拳运动中要求的"虚腋"，腋下如能容一个鸡蛋大小的球一样，使肩膀充分放松，以利于胸与臂之间血液循环的畅通。

（3）患者上臂与心脏基本在一条水平线上，以保证手臂动脉能准确地反映心脏的泵血情况。

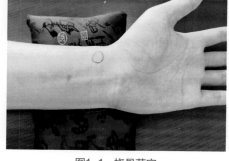

图1-1　桡骨茎突

4. 医生体位

患者取坐姿时，医生侧对或者正对患者均可。卧姿时，医生只能侧对患者。

侧对患者时，一般与患者成90度角，即医生坐于诊桌的正面，患者坐于诊桌一侧。正对患者时，医生与患者面对面坐着，也可微微调整自己的手腕角度，以使自己的手指与患者手腕相垂直（见图1-2、图1-3）。

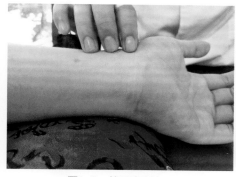

图1-2　单手诊脉法

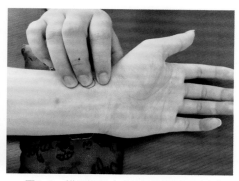

图1-3　错误间距（寸部与关部间距过大）

无论坐姿还是卧姿，正坐还是侧坐，一般要求医生的左手候患者的右手寸口脉，医生的右手候患者的左手寸口脉。

可以双手一起伸出按压于患者双手脉上诊脉，也可以单手诊脉，先左后右，先右后左地诊脉。根据病情需要，有时需要双手诊脉。双手诊脉有利于左右两手同时对比，以了解左右两寸、左右两关、左右两尺所对应的脉象的差异（见图1-4～图1-9）。

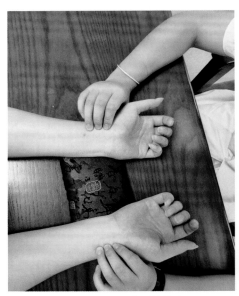

图1-4 双手三指对比诊察

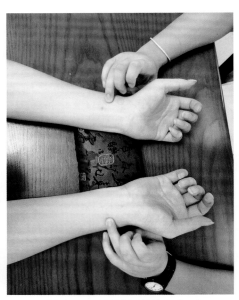

图1-5 双手单指对比诊察（一）

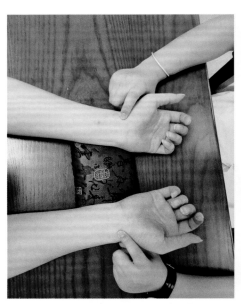

图1-6 双手单指对比诊察（二）

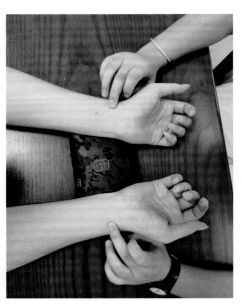

图1-7 双手单指对比诊察（三）

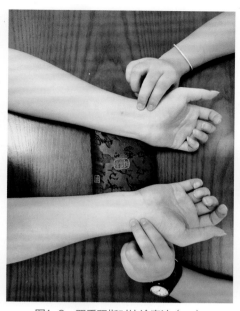
图1-8　双手双指对比诊察法（一）

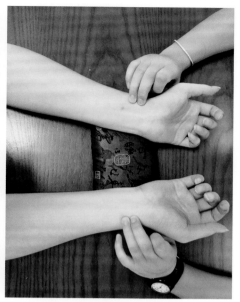
图1-9　双手双指对比诊察法（二）

5.医生指法

　　诊脉指法包括选指、布指、运指。

　　（1）选指　医生应当用自己的示指（食指）、中指、环指（无名指）三个手指的指目候脉。指目候脉是最常用的部位。它是指尖与指腹交界之处，用力将这一部位按压在患者皮肤上时，所形成的接触面积，就像一只眼睛一样，故称为"指目"，此处皮肤触觉灵敏，故多采取指目按诊。但也有的医生根据自己的习惯采用指腹按压法，我们建议初学者仍宜以指目为主，等脉诊熟练之后，再适当练习运用指腹诊脉。有些脉诊高手因其触觉极敏锐，无论运用指目还是指腹已无太大区别，有人甚至更倾向于运用指腹诊脉，因指腹诊脉也有一个优点，即因指腹感受的面积较大，对于脉管的长度、粗度以及循行走向均有清晰的了解（见图1-10）。

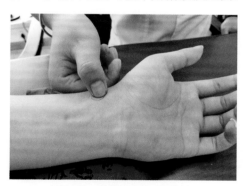
图1-10　单指诊察法（拇指）

　　要求医生的三指指端平齐。因为一段动脉血管基本是平直的，所以三指也应基本在一条直线上。手指略呈弓形，与患者的体表皮肤成45°～60°角。

　　（2）布指　先中指定关，再分别布食指和无名指于寸和尺部。因此定关是关键的第一步。

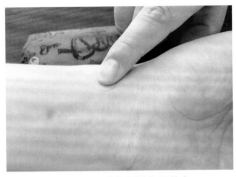

图1-11 以食指触摸桡骨茎突

中指定关有两种方法：一种是桡骨茎突定关法；另一种是尺骨小头定关法。

① 桡骨茎突定关法：医生将中指按在患者掌后高骨最高点，再滑动到其内侧动脉搏动部位（即桡骨茎突部位的内侧搏动点），此部为关脉（见图1-1、图1-11～图1-13）。

② 尺骨小头定关法：医生以中指按在尺骨小头的顶点，并以中指垂直绕手腕一圈，滑动到桡骨茎突内侧部位，用指目找到搏动点，所按压的部位即为关脉（见图1-14～图1-17）。

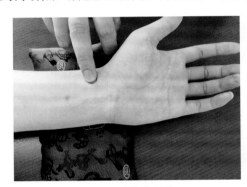

图1-12 中指定关脉

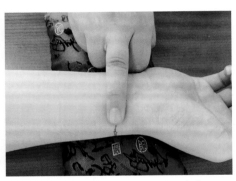

图1-13 中指尖对准桡骨茎突的中点

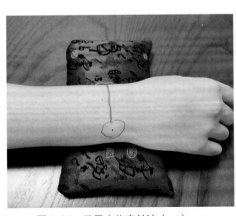

图1-14 尺骨小头定关法（一）

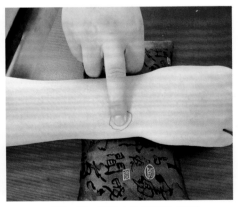

图1-15 尺骨小头定关法（二）

中指定关之后，将食指和无名指顺势落下，分按于中指的前后两点。食指所按压的寸脉部位，可选取太渊穴部位，即掌侧腕横纹桡处。定尺时可以用寸到关的同等距离，定出关到尺的距离。即食指与中指的间距，中指与无名指的间距，二者基本相同（见图1-18、图1-19）。

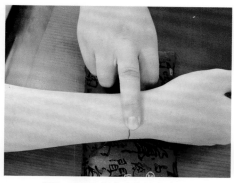

图1-16 尺骨小头定关法（三）

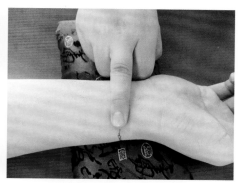

图1-17 尺骨小头定关法
（由尺骨侧转圈绕到桡骨侧）

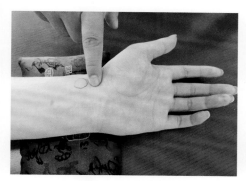

图1-18 定寸脉

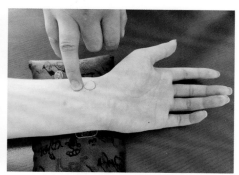

图1-19 定尺脉

　　注意寸关尺三个部位不是一个点，而是一小段范围。

　　布指的疏密应合适，即应根据患者的臂长，来决定布指的疏密。如患者手臂较长三指间的距离宜疏，较短者则宜密。小儿的寸口部位很短，不足以用三指按压，所以常常用一指定关法诊脉，一般用一个指头的指目按压即可，根据医生的个人习惯，一般采取食指或者大拇指按压，不需要强分寸关尺三部了（见图1-2、图1-3、图1-20、图1-21）。

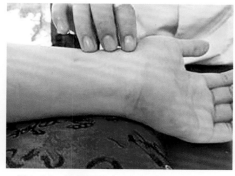

图1-20 错误间距（尺部与关部间距过大）

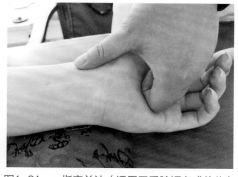

图1-21 一指定关法（适用于手腕短者或幼儿）

还需要考虑的是医生的手指的粗细对三关的影响，若医生手指较粗大，患者腕部很短，也可以采取用单个手指的指目分别按压患者三关的办法，熟练后，医生也可用两个手指的指目分别按压患者三关之中的两关，如先按压寸与关，再按压关与尺（见图1-22～图1-25）。

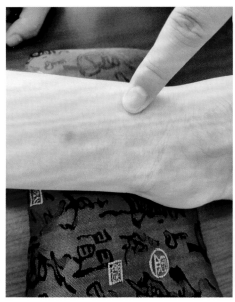

图1-22　单指诊察法（食指）

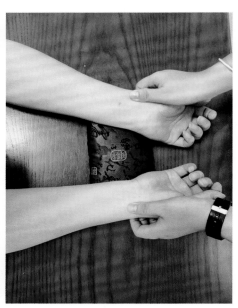

图1-23　双手单指对比诊察（拇指）

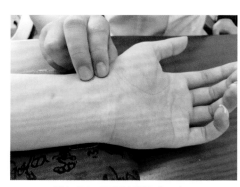

图1-24　双指诊察法（一）

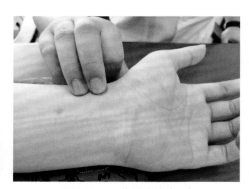

图1-25　双指诊察法（二）

（3）运指　运指是指医生的三指调整指力的轻重，必要时在原位上进行小范围的移动，以细心体察各种脉象。

常用指法有举、按、寻、循、总按、单按等。

举，是指医生用较轻的指力候脉的方法，也称为浮取，即医生轻轻自然地将三个手指放在寸口脉的寸关尺部位，用触摸皮肤的力度接触到皮肤上，或者说用仅能引起皮肤发生一点儿形变的力度进行按压，即为浮取（见图1-26）。

按，是指医生用较重的指力候脉的方法，也称为沉取或重取，即医生用力按到指下明显有抵触感时，即触碰到肌肉硬度时的力度。偶尔可达到重按至骨的力度，因为有的脉象需要"推筋按骨"，重压至骨时才能摸到（图1-27）。

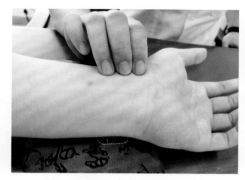
图1-26 浮取（手指轻浮于皮肤）

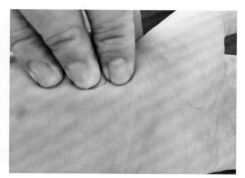
图1-27 沉按（手指用力下压）

寻，是指医生的指力与位置均介于举与按之间的方法。此法是为了寻找到中间某个部位感觉到脉动最明显的那个点，找到之后，即在此处平稳地停留，以体会出脉象。

循，是指诊脉时三指沿寸口脉的长轴，顺着动脉方向，往前或往后移动体会脉象的长短。

总按，是指三指同时用力诊脉的方法。此法用于总体上辨别寸关尺三部和左右两手脉象。一般需要三指用力均匀一致（见图1-26～图1-28）。

单按，是指用一个手指诊察寸关尺三部中的某一部脉象的方法。主要用于分别感受寸关尺各部的脉象。一般单独采用食指候寸脉，中指候关脉，无名指候尺脉，但也可用医生最敏感、最惯用的某个指头，如大拇指或食指去分别诊察各部脉象（见图1-5～图1-7，图1-10，图1-22）。

半岁以内的小儿在诊脉时，常以单指诊法加循法候寸关尺三部脉。

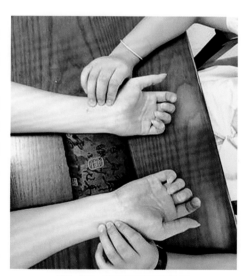
图1-28 双手三指对比诊察

6. 切脉时间

每次诊脉，单手的诊脉时间一般不少于1min，两手以3min左右为宜。但也应根据具体病情来灵活调整诊脉时间，特别是遇到有些脉象很难把握时，应延长诊察时间。

传统认为，诊脉时注意每次诊脉时间，至少应在五十动以上，即指下感到脉跳次数不少于50次，这样的规定可让医生保证一定的切脉时间，因为久按的感觉较初按

第一章 脉学基础

更为清晰可靠。

此外,《黄帝内经》提出诊脉的最佳时间为清晨,如《素问·脉要精微论》解释说:"诊法常以平旦,阴气未动,阳气未散,饮食未进,经脉未盛,络脉调匀,气血未乱,故乃可诊有过之脉。"但这种情况在现实生活中很难实现,所以一般只需要运用前面述及的平息方法以及前来就诊的患者气血调匀后脉诊,保持心平气和,还要避免在刚进饮食后或饮酒后脉诊。

第八节　正常脉象

正常脉象也称为平人脉象或者平脉、常脉,表现为三部有脉,一息四至,相当于每分钟 60～90 次(确切地说,因为男女性别差异,男性可以 60～80 次,女性可以 60～90 次),不浮不沉,不大不小,从容和缓,柔和有力,节律一致,尺脉沉取有一定力量,并随生理活动和气候环境的不同而有相应正常变化。

一、平脉特点

简而括之为:有胃,有神,有根。

1. 有胃

有胃是表示人体有胃气。胃为水谷之海,后天之本,是气血生化之源,人以胃气为本,有胃气则生,少胃气则病,无胃气则死。从脉象上如何体现出有胃气呢?具体而言是指:脉象从容、和缓、流利。

(1)从容是指不紧不慢,不急促也不缓怠。就如同一个人走路,稳健踏实,连续柔和,既不是急匆匆地往前窜动,但也不是走一步停很久才走下一步。

(2)和缓是指柔和,和是柔和的意思,缓也是柔和的意思。既富有弹性同时又是柔和的。那么这强调的是力度比较柔和而不生猛、不强硬。当然也跟血管的管壁紧张感觉有关,也指血管壁的柔和。血管弹起来触碰到手指的力度是适当的,不是很强大,而是稍微有点软弱的,但又不是特别软弱,血管壁的硬度不是特别坚硬,也有些软的样子,不是一上来就猛烈地冲击我们的手指,但也有一点后劲存在,也就是说我们的手指重按下去还是有力的。

(3)流利的标准最常用的有两个:一是指手下的感觉没有明显的停歇。正常的脉象有明显的一起和一落,就如同写毛笔书法时手上的力量有一按一提,或者弹钢琴的手指有一起一落,或者以波浪起伏为比喻,有一起一落的起伏感觉,起来的时候很流畅,下去的时候也很流畅,没有一点拖泥带水的感觉,而且在起来和下去的中间,没有太多明显的停顿。二是指手指触及的血流感觉是流畅的,即感觉到血流中没有杂质掺杂，无分叉、无浊流、无泥沙样感觉等。平时练习体会流利之感，可以健康儿童的脉为标准，健壮无病、精神活跃的孩子，多数是流利的脉象，形同滚动的水珠。

2. 有神

有神是指脉象有神，同时也就是人体有神，人体的神有广义和狭义之分，人体的广义之神是指生命活力的外在表现，狭义之神指的是人的精神意识和思维活动。那么脉象的有神也可以分成狭义和广义两种。

（1）脉象的广义之神，指的是柔和有力，即代表全身的神气充足。有力代表了人体精气的充足，柔和代表不是亢奋，不是过度的有力，而是像弹簧一样有柔和的弹力。前面有胃的特点也有柔和的意思，所以这种有神也含有前面所说的有胃的一面，也说明有胃与有神是无法截然分开的。一个脾胃功能健全的人，气血必然充足，也必然能够表现为有神。

（2）脉象的狭义之神，指的是节律整齐，其实强调的是心脏之神。与人体狭义之神所代表的精神意识思维活动相统一于心，中医认为心主神明，即心主精神意识思维活动。在中医理论体系中，心神与脑神相统一，心脏的节律是由心脏神经控制的，是一种"神"的表现。此外，有时候，节律不仅代表了心脏之神，还的确能反映心理活动，如人们极度恐惧、紧张等也会引起心跳节律异常，所以脉诊强调诊脉搏节律，是为了诊察心神与脑神，此即狭义之神。

3. 有根

有根是指通过脉象反映人体生命之本的肾（包括命门）富有潜力。有根的表现有两个：一是三部脉均沉取有力；二是肾脉沉取有力。

三部脉，即寸关尺任何一部，只要沉按至骨，仍觉有力即为有根，是因为无论是否是肾及命门所在之处的脉，只要重按及骨，均在一定程度上反映生命之根，这与肾主骨有一定的关系。

但更重要的是肾脉沉取有力，所以临床上，我们主要以肾脉沉取有力为判断有根的标准。

二、正常标准

（1）脉率一般在 60～90 次/分，但运动员和长期坚持锻炼的人（特别是有氧运动）可以在每分钟 60 次以下。

（2）正常脉的脉体的长度，应为寸、关、尺三部均应指，有些人尺后尚有脉搏动，三指之下的脉搏在纵向形体基本上是连成一条直线的，即与正常血管的直线型走向相符，成人脉的横向宽度在指下感觉应当约为 3mm。

（3）脉力为适中或稍软。

（4）脉位为浮中沉取皆有力，以浮取与中取之间的位置到中取与沉取之间的位置的脉搏搏动感最明显。中取脉搏明显而力度适中者为多。

（5）正常人的尺脉多偏沉，一般在中取时方应指而浮取不应指，中取与沉取之间的脉搏最显著。

三、脉象变化

生理状态下，人的正常脉象也会在一定范围内发生正常的波动与变化。主要是人们在日常生活与工作中，生理活动、季节气候、情绪与环境变化对人体造成的影响，引起身心变化，从而导致脉象变化，主要有以下几种情况。

1. 四季气候

《素问•平人气象论》："春胃微弦……夏胃微钩……秋胃微毛……冬胃微石。"这是指正常人的脉象在四季的变化，换成现代语言分别是指春脉微弦，夏脉微洪，秋脉微浮，冬脉微沉。

这种四季的脉象变化，是人适应自然界的结果，可理解为天人相应。至于为什么会形成这样的变化，我们可以如此理解。

① 一年之计在于春，万物复苏，包括人体经过一个冬季的收藏，生命之气也想往外发散，但是外面春寒料峭，寒气逼人，里面的气血往外，外来的寒气往内，所以造成一个内外夹击的状态，使得脉管壁紧张，微微有些绷紧如琴弦的状态，此为春微弦。

② 夏天是火热的季节，热气蒸腾，血脉扩张，血量增多，流速增快，脉搏的振幅也增大，所以脉势感觉很大，如滔滔洪水一般。此为夏微洪。

③ 秋天经历了整个夏天的暑热，经过长期出汗之后，人体略微有些疲劳，所以血脉的容量和力度容易略显不足，表现出来的脉象细而软，在秋天的燥热作用下，血脉依然有一点儿浮起来。此为秋微毛。

④ 冬天天寒地冻，寒主收引，藏内，人体的全身气血也不例外，导致手上的脉管受寒的作用而收缩，全身的循环血量减少，所以脉象感觉到微微下沉。

因此中医在诊脉时，一定要考虑当前气候的变化，有的中医运用五运六气的原理及脉诊综合分析判断疾病，其准确率很高。

2. 昼夜的影响

这个与四季气候的原理类似，主要与昼夜温差相关。人与天地相应，白天温度高，夜间温度低，所以白天脉管多浮而大，夜间脉管多沉而弱。

3. 地理环境

南方气候温热潮湿，人体易于出汗，久之会影响南方人的体质，导致肌腠疏松，影响到脉管则细软或略数；北方空气干燥而寒冷，人体汗液相对减少，久之也会影响到北方人的体质，导致肌腠紧缩，使其脉象多沉实有力。

4.性别因素

性别影响到体质，一般而言男性体质强于女性，所以女性脉象较男子濡弱而略快。由于女性的特殊生理，在月经前脉多略滑数，妊娠期的脉象多见略有滑数而柔和。

5.年龄因素

年龄越小，脉率越快。婴儿每分钟脉搏可达 120 次，五六岁的幼儿每分钟脉率可达 90～110 次，这种急速的脉象让我们感觉到有一点儿急促，但仔细分辨也还在正常的柔和范围内。要点在于，虽然次数快，但体会脉管的紧张度不高，脉搏的力度也不特别大，因为幼儿的血管壁柔软，故多数情况下都有指下的血管不是特别紧张，有一种柔和而软的感觉。又因幼儿气血正处于生长发育阶段，且个性活跃，情绪多易激动，故指下还有血液冲击感，也可以形容为"滑动感"，即气血翻腾的感觉，但这种感觉并不会特别亢进，只有在幼儿情绪激动或因哭闹引动气血时，"滑动感"才会稍有亢进的感觉。

总体规律来看，从幼儿到青春少年，年龄渐长则脉率渐缓慢。

从幼儿到青年，再到老年，在脉力和脉管壁上均有一个渐变过程，从脉力上看：儿童脉力较柔和中稍有滑动感，青壮年脉搏弦滑有力，老人因气血渐渐虚弱而脉力较弱；从脉管紧张度来看：儿童脉象较软，青壮年脉管较柔和，老人因血管易硬化而脉管多显弦而硬。

6.体格

体格健壮、身材高大、骨骼粗大的人，由于气血充足，他们的脉管多粗壮而长，脉搏也多有力充实。

形体肥胖的人，皮下脂肪厚，这与体质壮实是不同的，实际上是痰湿的表现，因为痰湿易阻碍阳气，所以脉象多沉而力量较弱，也有相当一部分人的脉管较细。

体格瘦弱的人肌肤薄嫩，脉管多近于皮肤表面，有的单凭肉眼都可以看见皮下动脉脉管的形状，更不用说用手去触摸了。由于这类人体质为气血虚弱，他们的脉象多数是细弱的。

身高臂长的人，手腕较长，所以脉也相应的长一些；身矮臂短的人，手腕较短，所以脉也较短。

经常运动的人，脉率多缓慢而有力。

7.情志

剧烈的精神刺激会引起人心理和神经的变化，自然也会传导到脉管的神经上，如果影响到血流速度，也会有相应的变化。

中医所说的喜则伤心，是指过度喜悦而伤及心神，反映到脉象是偏缓怠无力；怒则伤肝，是过度生气会导致肝气不畅，以至于高度紧张，反映到脉象上则是脉管和血流特别紧张，如脉管壁的弦脉，以及血流上的急迫之象。

当情绪恢复正常后，脉象也应正常。若情绪稳定而脉象仍有变化，则多数考虑为情志过激而产生了气血变化，应结合四诊合参审察其具体的病变。

8. 劳逸

剧烈运动之后，脉多急疾，急是指脉跳得仓促的感觉，不从容；疾是指脉跳得很快。长期体力劳动者脉象多滑而有力，长期脑力劳动的人若缺乏运动，其脉多弱于体力劳动者。人体处于睡眠状态时气血调和，脉象冲和流利。

9. 饮食

饭后、饮酒后脉多滑数而有力，饥饿时脉稍缓而乏力。饮食对脾胃有影响，所以关脉在饭前饭后会有些许变化，如饭前脉力较弱而细，脉位略沉，饭后脉力会增强，脉位也略略浮起。

10. 体质因素

由于先天禀赋不同，有自幼六脉均沉细而无病者，称为六阴脉。有自幼六脉均洪大而无病者，称为六阳脉。这种情况下极可能是生理发育造成的解剖变异，导致这些人的脉象不能与人体的气血变化相应。那么这种人即使在疾病状态下，他们的脉象也保持原状不变，所以在临床诊脉时，可能发生症状与脉象不一致的情况。此时就应结合体质来决定"脉症取舍"。

11. 诊脉时间的影响

前面说过诊脉时间，《黄帝内经》提出清晨时最佳，但平时一般达不到这个诊脉条件。因此我们常常要求患者在其他时间诊脉时，尽可能做到心平气和。早、中、晚不同时间的脉象均会有不同。

这里再次强调诊脉时间的影响。具体而言，是指我们的手指触及脉搏的最初两秒内的脉象，与手指持续按压不动状态下的脉象，二者会有略微不同。一般来说，最初按压下去的脉象感觉更有力一些，稍按久后，脉力会有少许衰减。有学者认为这与脉象的适应性有关，我们认为，用手按压脉搏时，脉搏为抗击手指的压力而消耗一部分正气，故稍久则脉力变弱。但这种变弱是细微的，不够显著的。因此这还属于生理范围内的变化。若按久则有明显的减弱，说明该脉象属于病脉，多为气血虚弱人的表现。

12. 药物的影响

以上虽然主要讲到生理脉象变异，但有些人因为平时喜服保健药品或者偏性很强的食品，会造成明显的脉象改变。若所服保健药品中含有激素，原本微弱的脉象会变得强大有力。有些人长期服用三七粉，可致血压降低，其脉象也会变得相对柔弱细缓。

第九节　病脉特点

是否疾病状态下的脉均为病脉呢？不一定，体质强壮的人，普通的轻微感冒，由于其气血充实，感受邪气又极轻微，故气血不会发生紊乱，其脉象不会发生明显变化。这种情况下其病也可自愈。

所以我们定义病脉，可以这么说：凡是不符合正常脉象标准的脉均可视为病脉。

正常脉象特点是有胃、有神、有根，所以凡是不符合这三个特点的均属于病脉。

无胃、无神、无根之脉即为典型的病脉。无胃之脉即不从容、不和缓、不流利之脉。无神之脉即不柔和、不有力、节律不整齐之脉。无根之脉即沉取应指无力，尺部脉沉取尤其无力。

而介于有胃与无胃、有神与无神、有根与无根之间，也属于病脉。我们可以运用排除法，即诊脉时既不属于有胃、有神、有根，也不属于无胃、无神、无根的脉，即属于病脉。这类人可能看起来没什么病症表现，但只要他的脉象与正常脉象不一样，就可确定为病脉。

这里介绍另一种临床上我们用于判断是否为病脉的方法。

手指轻放于寸口脉的肌肤上，再均匀用力往下按压，直到按至筋骨，不能再按为止。体会这一过程中脉搏由轻到重，由小到大，再由重到轻，由大到小的全过程，其变化是否是均匀渐变的。正常脉象多数为均匀渐变，病脉则在按压当中会有突然变化的过程。若在按压当中一次无法判断清楚，可以重复数次。

病脉之所以形成，一定有其内在原因。每一种脉象表现对应一种形成机理，因此我们判断病脉有两个内容：一是要能够体察出异常的脉象表现；二是要能明确形成这种脉象的内部机理。

每种脉象对应的病因病机，很多中医专业书籍中称为"脉象主病"。对于"主病"二字，有的医家认为不太适宜，原因在于一个脉象对应多种可能的病证，脉象与病证之间并不存在严格的对应关系。我们赞同这种观点。如革脉主亡血、失精、半产、漏下，是否一见到革脉便是亡血？不一定。因为还有可能是失精、半产、漏下等。因此只满足于记忆这种主病规律是不足为临床运用的。我们应深究每一种脉象在患者身上形成的机制。故主张以"脉象形成机理"来代替"主病"的说法。换言之，脉象同其他四诊一样，只是一种外在表现（即现象），它并不能"主"什么。

分析脉象所反映的病证，既不能仅仅满足于辨出西医或者中医的病名，或者辨出患者身上某个症状。有些善于诊脉的医生可以凭脉辨出西医的高血压、糖尿病，诊出患者的"头痛""失眠"等，甚至可以判断某个脏器长了肿瘤，其准确性被患者惊为"神术"而呼为"神医"。但这种诊脉的方法和结果均非中医所需，因为仅仅诊出西医的病名，并无益于中医的诊治。中医的辨证论治所追求的是能够指导我们处方用药的四诊八纲、气血阴阳、脏腑功能等这些具体的内容，亦即病因病位病性病势等能反映病机的内容。这些"神医"所掌握的一些脉象与病名和症状的对应规律，只不过是从一个现象到另一个现象的联系和推论，并未揭示出真正的病变内涵。通过脉诊能判断有什么病种，什么症状之后，还需要进一步深入地研究这些现象背后的产生机理。

研究形成脉象的机理即疾病的本质，是我们中医治病求本所要追求的终极目标。但是同一脉象的形成机理往往并不单一，即多种病因、病机可形成同一脉象，所以临床上我们也需要研究某一脉象出现的病机的多种可能性，及出现的概率大小。我们在讲述脉象的形成机理时，将按照临床出现概率的高低来安排脉象的病因病机的顺序。

形成同一脉象的不同机理之间的鉴别方法，一是四诊合参，二是本脉鉴别。四诊合参实际上是将患者的临床表现进行全面综合考虑。而本脉鉴别则是不同性质的同一脉象可能可以反映出不同的机理，主要是利用相兼脉来进行脉象的鉴别。

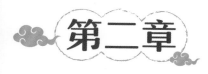

第二章 脉诊的诊察技巧和常用析脉法

第一节　脉诊的诊察技巧

　　诊脉首先要搜集到正确的信息，前人说"心中了了，指下难明"，强调的是诊脉者的指感不够精细、准确，容易出现指下模糊不清的现象。以下几个诊脉技巧有助于我们提高脉诊水平。

1. 双手同时诊脉法

　　医者的左手诊患者的右手，右手诊患者的左手，可以分别诊察两手，也可以双手同时诊察。双手同时诊脉是为了对两手脉象进行对比，在双手脉象有差异时，这种诊法可以清晰地显现出来。

　　双手同时诊脉时，有以下两种方法，一是左右两手三指同时落指，即双手同时总按。二是左右两手同时单按，注意在单按时，应两手采取同一脉位进行对比，如左手寸和右手寸，左手关和右手关，左手尺和右手尺。单按时，可以用总按时所对应的指头按压，也可以用两手的食指分别按压对应的寸、关、尺脉，如果医者其他手指的指感足够灵敏，也可以根据个人习惯采用，如双手拇指、双手中指、双手无名指等均可运用（图1-4～图1-9、图1-23）。

　　双手诊脉是为了对比左右两手在同一脉位的脉力、脉律、脉率、脉势、脉的流利度等方面的异同点，凭此可了解人体脏腑三焦部位气机变化之间的关系（生克制化），如同按左右两寸即为判断上焦心肺之间的病变关系，同按左右两关即为判断中焦脾胃肝胆之间的病变关系，同按左右两尺即为判断下焦肾及膀胱、大肠、小肠（或肝肾，因肝藏血，肾藏精，精血同居于下焦，在这个意义上肝又居下焦）等脏腑之间的病变关系。

2. 双指加压诊脉法

　　这种诊脉法是指在单按时，一般是用一指诊察某一部脉象，但也可以用两指同诊一脉位（图1-24、图1-25）。

　　以食指和中指这两指并用为例：

如在诊察寸脉时，可将中指按压在寸脉，食指放在腕横纹上的鱼际部位，两指之间的皮肤轻微接触，同时用力下压，体会这两指下的脉动感觉。也可将食指中指并拢一起放置于寸脉上，以寸脉的脉位点为中心，略微上下移动一小段距离去感知脉搏变化。因为寸脉向下移动一小段距离就是关脉，双手指的宽度可能会触及关脉的一部分，此时所诊察到的脉搏实际上是寸脉与关脉之间的一段脉动。医者注意体会这一段脉动的整体变化，细心体会这一段脉动当中，寸之上、寸之中、寸关之间的不同。

在诊察关脉时，可将中指置于关脉，食指置于寸脉之下、关脉之上的部位。或者将食指置于关脉，中指于尺脉之上、关脉之下的部位。在体会双指下的这一段脉象时，也要细心体会这一段脉动当中，关上、关中、关下之间的微妙差异。

在诊察尺脉时，可将中指置于尺脉，食指置于关脉之下、尺脉之上的部位。或者将食指置于尺脉，中指置于尺脉之下的部位。在体会双指下的这一段脉象时，也要细心体会这一段脉动当中，尺上、尺中、尺下之间的微妙差异。

双指按压的好处，一是将原本单指按压时的脉象扩大了，以利于诊脉者清晰地判断。如单指按压关脉为细脉，由于感知到脉管较细而不能清晰地判断其是否有力，则将双指按压在关脉上，则此细脉有可能变为粗大有力脉，此时则可清楚地知道关脉属于有力脉。要注意，我们判断脉象有力无力的标准，多数是以重按沉取时的力度为准，所以在双指放大这种感觉后，仍然需要以重按来判断此脉的有力无力以决定脉象的虚实。二是可以将单指感知到的脉气延伸到邻近的脉位，以了解本位脉与邻近脉之间的关系，这种方法有利于探讨脉位所代表的脏腑气机变化。如单指按压关脉时感知到脉搏为一个圆点，但双指按压时这个圆点有可能变成一条线，则表明关脉的脉气向上下延伸了，即中焦病变极可能影响到上焦或者下焦的病变。

3. 前后脉位加压诊脉法

此法与上面的双指诊脉法类似，但也有不同，其方法特点主要在于运用动态的指法来判断脉象。即以一指固定于需要诊察的脉位上，另一指置于此脉位的前后，或偏于尺侧或偏于桡侧，以观察另一指压下去和抬起来后对于当前脉位上的脉象影响。

以一指诊察关脉为例来说明此法的应用。关脉脉象偏于濡软脉，因其血管紧张度比较弱，血管壁边缘较为模糊，故脉搏的力度大小不是很清晰。为了辨明此脉的真实力度如何，我们可以用以下两种方法进行辨别。

（1）在按压此关脉的同时，于关前的寸脉脉位上加上一指，均匀地指力按压下去，由轻到重，直到重压至寸脉几乎欲绝的程度为止。因血流方向是由尺脉向寸脉流动，故血流在由关到寸流向过程中，寸脉脉位重按下去后，其血流阻力会增加，使得关脉流过来的血液无法再顺畅地流向寸脉，故关脉脉搏的力度会较之前增强。之后，再将寸脉脉位上的指力放松减弱，让关脉的血流流过来，此时关脉脉搏将会减弱。如此反复体会数次。如果在极力按压寸脉时，关脉力度增强不明显，则考虑关脉为虚脉，反之则可考虑关脉为实脉。

（2）在按压此关脉的同时，于关后的尺脉脉位上加上一指，均匀地指力按压下去，由轻到重，直到重压至尺脉几乎欲绝的程度为止。因为血流方向上同样的道理，尺脉按到最低部时，流至关脉的血流阻力会减小，即尺脉血液无法顺畅地流向关脉，故关脉脉搏的力度会较之前减弱。之后，再将尺脉脉位上的指力放松，让尺脉的血流流过，此时关脉脉搏将会增强。如此反复体会数次。如果在极力按压尺脉时，关脉力度减弱不明显，则考虑关脉为实脉，反之则可考虑关脉为虚脉。

4.轻重往返体察法

这种诊脉法是最常用的诊脉法，即均匀地用力，从最浅表的皮肤开始按压，直至按到不能动为止，然后再均匀地放松指力，由最深层的筋骨层放松到皮肤表面为止，如此反复数次，以体会脉搏在力度（强弱）、宽度（粗细）、长短、流畅度等各方面是否有变化，以及体会这些变化是渐变的还是突变的？这种方法练习日久，有助于将我们的指感训练得极为敏锐精细，熟练后可将脉位的深浅划分为三层、五层甚至更多层次，以获得更加丰富的脉象信息。

5.阴阳脉对比法

阴阳脉，有两个含义：一是以寸为阳，尺为阴；二是以浮为阳，沉为阴。这两种意义上的阴阳，均需要我们详加体会。

以寸尺分阴阳，就需要对比寸脉和尺脉的大小、粗细等方面的差异。此时寸脉代表的心肺和尺脉代表的肾之间多数情况下均有着内在的联系，即寸脉代表上焦的气化，尺脉代表下焦的气化，若要研究两者之间气机运动的关系，则需要进行对比。可以采取分别按压寸与尺的方法进行对比，也可以采取同时按压的方法进行对比。分别按压时，可以先用食指按压寸脉，或者用食指与中指两指按压寸脉，有时也可以用两指按压寸关之间的部位，以感知寸脉与关脉之间的气机变化；再用食指按压尺脉，或者用食指与中指两指按压尺脉，也可以用两指按压关尺之间的部位，以感知关脉与尺脉之间的气机变化。同时按压时寸尺两部位时，可以用食指按压寸脉或寸关之间的部位，中指按压尺脉或关尺之间的部位。

以浮沉分阴阳，不分寸关尺，任何一脉位，只要是浮取即为阳，沉取即为阴。浮取是候上焦的气机变化，沉取是候下焦的气机变化。对比二者之间的差异，以分析上下焦气机的联系。对于浮取候上焦或沉取候下焦的方法，在操作时也不要过于呆板，浮取的意思除了轻按于脉管的上部以外，还包含有脉位中间靠上面的区域，即浮取是一个相对靠上的范围，而非一个固定的点。同理，沉取也是脉位中间靠下面的区域，是一个相对靠下的范围。

在临床的诊脉实践中，常需将以上数种方法结合使用，以求得更全面的脉诊信息。

第二节　客观地描述脉象信息

运用脉诊技巧为的是全面而准确地搜集到脉诊信息，这些信息的表达要尽量符合脉象实际情况。根据前人的经验，我们将脉象信息按照"位、数、形、势"四个方面进行归纳，位指脉搏位置的深浅；数指脉搏次数和节律；形指脉形的粗细、长短、脉管的硬度及脉搏往来的流利度；势指脉搏力量大小，也与脉管的硬度和流利度相关。

脉位深浅的描述：可将脉搏搏动位置分为浅中深三层，三层各占三分之一的范围。脉位表浅的为浮脉，即在上三分之一。在中间靠上的部位为偏浮脉。下三分之一为沉脉，在中间靠下的部位为偏沉脉。

脉数快慢的描述：即脉搏的频率，中医以一个呼吸周期为计量单位，一呼一吸为"一息"，一息脉来四五次为平脉，一息五次以上为数脉，一息不足四次即为迟脉。

脉形的描述：指下感知的脉象，可以为点状，或者团状，或者线状，或者线状与点状、团状相伴同见，而这些点状、团状、线状也有大小之分，有脉位靠上靠下之别，还有硬度上的差异等。此外，还应包含对脉管内容物的充实度的描述，即脉管中是饱满充实的还是干瘪空虚的，血管的硬度是有弹性的还是僵硬的，脉搏向上弹起时所展现出来的幅度及范围是大还是小，均需要明辨，加以客观地描述。

脉力的描述：指脉搏的强弱，但具体描述时不可一笔带过，应在描述时将其不同脉位及脉形同时表达出来。如，寸脉轻按时细小而无力，呈点状，按至中间脉位时则变得粗大而有力，呈团块状兼有线状，再按至沉位时又变得细弱无力，呈细线状。

流利度的描述：指的是脉搏流畅度，内容包括三种，一是脉搏在顺着血流方向上是否流畅，即当我们的三指一起按压在寸关尺三个脉位上时，三者若是几乎同时弹起，三指之间无明显差异时即为流利脉，若能感知到三指下的脉搏各有先后的则是不流利脉。二是脉搏在上下往返起伏过程中是否流畅，若每次的脉搏在一上一下过程中幅度均匀，且起来和落下亦为均匀的时间则为流利脉，若每次脉搏幅度不均匀，有时大有时小，或者起来慢，落下快，或者脉搏起落的幅度极小，这几种情况均为不流利脉。三是脉管内容物是否均匀一致，若感知血管内容物均匀一致即为流利脉，若感知到血管内容物似有沙石状物存在，或有分支状（一根血管内含有两股血流），则均为不流利脉的表现。

脉管紧张度的描述：脉管绷紧或者松弛，均有不同的状态，绷紧的脉管常有清晰的血管边缘，甚至有硬而挺手的感觉，而松弛的血管壁，常软绵无力，以至于血管壁的边缘略微不清晰，甚者血管边缘完全模糊不清。注意在体察此要素时，应与脉搏的弹跳力度相区分。脉管紧张度的体察，是不论在脉搏弹起还是落下时，其紧张度均有，而脉搏弹跳力度仅是在弹跳起来时才能感知到。

第三节　常用的析脉法

对于采集到的脉象信息，需要用到中医辨证理论加以分析、综合，才能真正发挥其临床诊治的作用。

临床上常用到的析脉法主要有以下几种。

1. 抓独脉

独即"独异"的意思，独脉也称独异脉，古称"独大""独小"等，即是指寸关尺三部脉中有一部脉凸显出与其他部位的脉象不同之处，如粗大有力或细小无力等特征。这种与众不同的脉象特点，常常突出了人体病因病机当中的主要矛盾或矛盾的主要方面，因此要特别加以关注。如左右两手诊脉并进行对比之后，发现右关脉特别滑大有力，反映右关所代表的脾胃中有痰饮，此时不论所患为何种病证，均应从脾胃痰饮为主要病机来考虑。

独脉除了某一部脉与其他部脉的差异以外，还存在着整体脉象上与正常脉象相比而言的独异脉，如正常脉象为脉律一致，若三部脉均出现了结脉或代脉，则可以考虑当前的病因病机为心脏气血不相接续。

2. 从纲脉入手

前人设立了纲脉析脉法，纲脉即总纲之脉，可统领其他各脉象。纲脉作为脉象的类别有助于我们执简驭繁，掌握病机的总体方向，其缺点是不够具体而微，因此其优点值得我们借鉴，不足之处应以其他方法加以补充。

前人有以阴阳两纲统诸脉的，如当代经方家冯世纶教授《张仲景用方解析》中所述的阴阳两纲划分法；有以六纲脉统诸脉的，如元代滑寿在《诊家枢要》中提出以"浮沉迟数滑涩"为六纲统诸脉，而清代江涵暾在《笔花医镜》中以"浮沉迟数强弱"为六纲统诸脉；有以八纲脉统诸脉的，如清代陈修园在《医学实在易》中提出以"浮沉迟数细大短长"八纲统诸脉；清代赵文魁《文魁脉学》中提出以"表里寒热虚实气血"为八纲统诸脉；有以十纲脉统诸脉的，如清代林之翰在《四诊抉微》中以"浮沉迟数滑涩大缓虚实"为十纲脉来统诸脉。

以纲脉统诸脉，在我们指下的细微感觉不够真切时，提供了一个方便的法门，有助于我们从整体上把握病因病机，无论对于初学者还是久经临床的老手均有极大帮助。在此基础上，再对具体的脉象从基本要素上详加推敲，深化指下的感觉，使我们的诊脉结论由粗到细，不失为一种提高平脉辨证的有效途径。

3. 以尺脉沉取为真

尺脉代表了肾，左尺和右尺分属肾阴肾阳，肾是生命之根，故尺脉沉取可判断精气的虚实。在复杂的疑难病诊治时，可以尺脉沉取作为分辨虚实的标准，以虚实统诸病机，起到执简驭繁的作用。

4. 以左右脉互参

左右脉分属五脏，如左脉寸关尺为心肝肾、右脉寸关尺为肺脾肾（命门），而两寸同属上焦，两关同属中焦，两尺同属下焦。为整体判断三焦的气机变化，我们可以将双寸、双关、双尺脉进行对比合参，如双寸俱不足（脉力微细），即为心肺之气俱虚损，若左关脉弦长而有力，右关脉沉缓无力，则可考虑为肝胆之气克脾土太过。

左右脉互参，也可从脏器全息投射的理论加以运用。左脉可候左半身的脏器组织，右脉可候右半身的脏器组织，若左寸脉与右寸脉同时下指，在均匀用力上下按诊的过程中，察知左寸脉靠上部有一稍硬的结节，而右寸脉无此现象，则提示患者左侧头面部或颈侧有结节或包块存在，应即时检查其相应的部位是否有如脉象提示的结果。

5. 从气机变化研究脉象

气机，即气的运动变化。脉象是由气血的搏动而形成的，有形之血也是由无形之气所推动，故而脉象实质也是气机变化的结果。因此欲研究脉象产生的内在本质，可以从气机角度来探讨。脉象由有形之质和无形之气共同组成。有形之质是脉管及脉管内的液态物质，其反映在指下即可为脉管壁的软硬度（可从其管壁边缘对手指的刺激强度来考查）、脉管的粗细、脉管内的充实程度、脉管内有形之物的软硬度（如脉管内物质膨胀感或者空瘪感）等。无形之气，是指脉管的弹力以及血液在指下的冲击力、脉跳过程中的速率和节律、脉搏起伏的振幅大小、脉搏所处脉位的深浅等。有形之质可以反映血液、痰饮、水湿等的状态，一般而言，脉管内容物较为充实膨胀时，可考虑痰浊或瘀血，偏松软时可考虑水湿。无形之气可反映阳气的状态，一般而言，脉率快、脉力冲击力大、脉幅大、脉位浅多为阳气上浮外出或为火热（气有余化为火），反之则为阳气衰减或沉潜。从气机变化的角度再深入研究其相关的病因病机，将为我们提供更加丰富的脉诊信息，使我们的辨证过程和结论更加精确。

6. 脉象与四诊合参

无论脉诊水平多高的医生，均应遵守整体审察、四诊合参的原则，因脉象只是从一个侧面反映了人体某一部分病证的变化，故不可能获得人体的全面信息，过于依赖脉诊而忽视其他诊法肯定是不切实际的想法和做法。理论上讲，四诊（望闻问切，包括脉诊）搜集到信息越充足越全面越好，所以后世医家提出了"舍脉从症""舍症从脉"的经验性论断，实际上是因为有时脉诊反映了病机的主要矛盾或矛盾的主要方面，其他诊法反映的是次要矛盾或矛盾的次要方面，故需舍症从脉，而有时又是其他诊法的信息反映了病机的主要矛盾或矛盾的主要方面，脉诊只是反映了次要矛盾或矛盾的次要方面，此时则需舍脉从症。

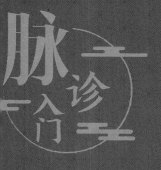

下篇　脉象详解及其临床应用

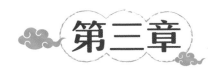

第三章 脉位的深浅

一、脉象

1.定义

轻取即得，重按稍减而不空；举之有余，按之不足。

2.歌诀（《濒湖脉学》）

【体状诗】

浮脉惟从肉上行，如循榆荚似毛轻，三秋得令知无恙，久病逢之却可惊。

【相类诗】

浮如木在水中浮，浮大中空乃是芤，拍拍而浮是洪脉，来时虽盛去悠悠。

浮脉轻平似捻葱，虚来迟大豁然空，浮而柔细方为濡，散似杨花无定踪。

浮而有力为洪，浮而迟大为虚，虚甚为散，浮而无力为芤，浮而柔细为濡。

【主病诗】

浮脉为阳表病居，迟风数热紧寒拘。浮而有力多风热，无力而浮是血虚。

寸浮头痛眩生风，或有风痰聚在胸。关上土衰兼木旺，尺中溲便不流通。

浮脉主表，有力表实，无力表虚，浮迟中风，浮数风热，浮紧风寒，浮缓风湿，浮虚伤暑，浮芤失血，浮洪虚热，浮散劳极。

3.脉象示意

见图 3-1。

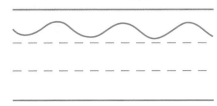

图3-1 浮脉脉象示意

4.诊法

"浮脉"，是具有特定含义的一种独立脉象的名称。

具体来说，是指用手指轻取时跳动很明显，要略强于正常人的脉象，它位在肌表，轻取时就可知道脉体的全貌，稍用一点儿力就可摸到脉管凸起的部位，感受到脉的搏动和力度，可体会到血管壁的软硬度，如日常生活中见到很瘦的人，皮下脂肪很薄时，甚至肉眼可见到脉搏跳动。但在中取时力度和紧张度就差一些，沉取时就更差一些。也就是说，浮脉的指下力度是随着手指用力逐渐加重，而脉象跳动的力度是渐渐不足的，有一个由强到弱的渐变过程。

　　临床上不太标准的浮脉更多见，所以要辨别出浮脉来一定要严格按照脉诊操作规范，摸取浮脉的关键是三个手指必须轻放，所谓轻放是指轻放于皮肤之上，即仅靠医生自己指头的重力置于皮肤表面，如果指力稍大，会压扁皮肤，使得一些浮而虚或浮而缓的脉象的感觉不清，即会错过这些脉象。

　　还需强调两点。

　　一是典型浮脉的脉体应当不大不小，不长不短，过大则属洪、芤、革、散等；过细则属微、细、濡等。

　　二是典型的浮脉脉幅起落不大不小，过大为洪脉、实脉类，过小为涩、濡类。

5. 分类

　　临床上我们将其粗略分为两类。

　　（1）浮　浮取明显，中取不太足，沉取就更不足，即上述典型的浮脉。

　　（2）偏浮　浮取中取应指差不多，但沉取不足。此即不典型的浮脉。

6. 鉴别

　　浮脉是一种脉象的名称。如果写作"脉浮"，则是指部位偏浅表的一类脉象，可以视为一类偏浮的脉象的通称，如偏浮脉类脉象包括芤脉、革脉、虚脉等，这些脉象部位均相对浅表。

　　如果在皮肤上可以感觉得到，但不太明显，只有比浮取的切脉指力上要稍微用点力才体会得到，中取也可感觉到，沉取就不足，那此为不典型的浮脉，可称为略浮，多归为虚脉类的脉象。

　　如果浮取相当弱，浮取力度并不大，中取力度也不大，沉取不显，此时也应归为虚脉类脉象。

　　浮脉还要与其他一些类似的脉象进行鉴别。

　　（1）浮实脉　也称为旺脉。浮取明显，力度大于正常人，中取时比浮取时的力度更强，似有点儿弹指，甚至沉取时力度更大。此时不能算是浮脉，只能称为旺脉。旺脉代表气血充实于体内，并有向外达之机。旺脉与浮脉和偏浮脉的区别在于，中取力度更大，即中取大于浮取的力度。

　　（2）浮缓脉　浮取力度不大而软，但应指明显，中取力度更差。浮缓脉与浮脉均有随着力度增加而逐渐减弱的趋势，但特别突出一种"缓"的感觉，即软弱无力，这

第三章　脉位的深浅

35

种软弱无力感，跟脉管的软有关，也跟力度的减弱有关，较正常人要软而力弱一点。

（3）**芤脉** 此脉轻取可得，但浮而兼大，且按之脉中空。也就是说没有逐渐减低的梯度感，而是突然变弱的感觉。

（4）**革脉** 与芤脉类似，均为轻取可得，浮而兼大，且按之中空，突然减弱，只不过脉管壁硬度明显大于芤脉。

（5）**洪脉** 此脉亦居浮位，但是浮而兼大，即脉管粗大，力度也相当大，但有来盛去衰之感，就是说来时如波澜涌起，去时如波澜之跌落，其势悠缓。

（6）**虚脉** 虚脉偏浮，脉管可以粗大，脉率可偏慢，但重按下去一定是明显的无力空豁的感觉。

（7）**濡脉** 浮取可得但细而柔软。

（8）**散脉** 其脉浮而散大，脉管边缘模糊不清，极软弱无力，如杨絮飘落而不定。

7. 形成机理与诊断意义

（1）**邪气犯表** 外邪侵袭肌表，机体为抵御外邪，气血趋向于表，与入侵之外邪抗争，人体之气血营卫与邪相争于体表而形成浮脉。

外邪可为风、寒、湿、暑、燥、火六淫中的任何一种。

风邪外犯可为浮缓脉。因为风为阳邪，其性开泄，可致皮毛疏松，表皮之下的营卫之气有随汗液外泄之机，故有缓弱之象。

风寒之邪外犯可见浮紧脉，常见于太阳伤寒病中。因太阳伤寒病是人体肌表感受了风寒之邪，寒性收引凝滞，导致肌表之营卫气血紧收而出现紧脉，同时气血趋向于体表抗邪而呈浮脉，故多表现为浮紧脉。但要注意的是，风寒外邪入侵人体之肌表不一定皆为浮紧脉，有一部分太阳伤寒病可因寒邪严重，收引凝滞过于紧急，而脉管回缩拘急于里，所以可以呈现出沉紧脉。那么，这种情况与浮紧脉有何关系呢？实际上风寒外感（太阳伤寒）在发病过程中有两个阶段，第一阶段是风寒之邪初入体表时，寒主收引的阶段，此时人体之正气即阳气尚未出于体表与之相争，恶寒之症状特别突出，而基本没有发热现象，或者仅有微微发热，脉象自然多为沉紧脉而非浮紧脉；第二阶段则是寒邪郁阻阳气之后，阳气从体内出于体表，与之相争时，出现恶寒与发热同时并见的阶段，随着发热的时间推移和热度增高而脉象慢慢由沉变浮，这便是由体温升高后气血向体表流出的结果。这两个阶段的时间可能间隔仅数小时，或者数日，其特征主要是以体温的高低相区别。

在表现为沉紧脉时，应区别外感风寒所致的表证与寒邪直入于里导致的里实寒证。此时单从脉象上不好区分，宜四诊合参，结合病史和外在表现，如有受寒史且患者有恶寒发热、头身疼痛等表证的表现，此时的沉紧脉多为外感风寒的征象。若无恶寒发热、头身疼痛，仅见胸腹之寒痛症，此时的沉紧脉多为里实寒证。当然沉紧脉为里证时，也可见于里有水饮、里有宿食或者有剧痛症状等，更需要四诊合参才能辨证准确。

　　风湿外犯，因素体脾胃虚弱而有湿邪，外邪入侵时，正邪争于四肢肌肉部位，可见浮缓脉。此时四诊合参，可见有胸脘痞闷、肢体困重、纳谷不香及大便溏薄等症状，同时又可见有发热身痛等外感表证的表现。

　　风热外犯多见浮数而有力。因外风犯表，与表邪导致气血外浮而脉浮的机理相同；同时，热邪袭表，热性鼓张，风性主动，风热相合则共同鼓荡气血于外，气血翻涌向外向上，所以脉象显现浮数。此时四诊合参可见有头痛、咽痛、咳嗽、鼻塞等肺卫之表失于宣肃的症状。此时要注意与外邪入里转为里实热证的脉象偏于"浮数"相鉴别，因为里实热证也可见到轻取即得的数脉，此时似为"浮数脉"，但重按之并不会减轻，反而会更加有力，即为前述之"浮实脉"（或称为旺脉）。这种里实热证一般仅通过脉象即可鉴别出来，若能四诊合参，即见到里实热证的症状（如口干渴喜冷饮、大便秘结、小便短赤、舌红苔黄等），则将使我们的辨证结论更加准确可靠。

　　暑多夹湿，暑湿外犯于表，可见浮而软或浮而濡脉，或浮数脉。

　　燥热犯于表，多浮数而有力。

　　还要注意的是，表证多现浮脉，但表证不一定皆为浮脉。首先如前所述之感受表寒证的初期有一部分患者为沉紧脉。其次，因体质因素的影响而导致表证出现沉脉或细脉。如体质素虚者，即使患者表证也见到其他脉象。如素体阳气虚弱，感受风寒之邪，如《伤寒论》所论之少阴病，"反发热，脉沉者"，即为此类，其脉为沉或迟，多见有表证的症状表现，如发热恶寒、寒重热轻，无汗身痛或关节冷痛等表现，同时也有阳气虚弱的表现如心悸、心累、浮肿、舌质淡嫩、苔薄白等。若素体阴血亏虚之人感受外寒而患表证，则其脉也不易出现浮脉，常常表现为细脉。感受病邪的性质为寒邪，可以为沉紧脉，因寒主收引，导致脉沉。再次，有些温病初起即来势猛烈，热邪由表入里较为迅速，既有表证的表现，也有里热证的表现，此时可见热毒邪热郁滞于体内，不得宣发，卫阳郁滞于内，表失温煦而恶寒，温邪郁滞于肺内而为热，气血因郁滞而阻于体内不能外达，所以脉也可见沉。

　　反过来说，浮脉不一定皆为表证，还有以下几种情况。

　　（2）肝风鼓动　肝风即肝脏或者肝经之风，属于内风，是体内气血逆乱和妄动所产生的，因其病变似外感六淫的风邪，具有发作急骤、动摇、多变的特点，故称为风，主要表现为头昏目眩甚至欲仆，耳鸣，肢麻，抽搐，恶烦喜静，易伴有胃失和降，泛恶欲呕，或伴心悸等症。其产生之因主要有两种，一是肝热引起肝阳上亢，阳亢可化风；二是肝血虚或肝阴虚而阳不潜藏，肝阳浮动而上亢化风。前者以实居多，后者以虚居多。其病变特点均为阴不制阳，阳浮而动风。因肝风鼓动气血亢逆于上和外，则脉中气血向外而显现为浮脉。无论是由肝阳引起的肝风，还是肝肾阴血亏虚引起的肝风，常会兼有弦脉，弦为肝筋挛急之象，即肝风动摇之象。

肝阳化风和肝肾阴虚动风二者在脉象上均有偏浮之象，但因其形成机理不完全一致，故脉象上又有一些差异。

先看肝阳化风。肝阳与肝阴相较而言，肝阳为热主动，肝阴为凉主静，生理状态下，肝阴制约肝阳使之不至于过亢。病理情况下肝阴不足，不能制约肝阳，则肝阳可上冲外浮而化为肝风，其形成机理，一是肝中血虚内热而致阳浮于上或外，二是肝经实火推动肝阳上亢，前者是虚实夹杂之证，即既有肝血虚，也有肝血热，后者则为实火证。前者虚实夹杂之脉象，为浮而亢动之脉，其脉较宽大，但沉取时兼有细脉或者细数脉，沉取脉细是反映了血虚之象，浮而亢动则反映了血虚肝阳外浮化风之病机。后者肝经实火证，其脉象为浮而亢劲有力，中取和沉取时均充足有力，力量并不减弱，脉的宽度无论浮取、中取还是沉取，均显现出粗大之象。

再看肝肾阴虚动风。与上一种类型相比，本型纯为虚证。这种动风是因筋脉失于阴血之濡养而造成，多为慢性虚损之重证，则不仅有肝之阴血亏虚，还有肾之阴血亏虚，因阴血极虚而不能濡养孔窍和肢体，故可出现动摇不定症状。此病机之脉象多表现为浮而虚弦之脉，轻取无力而弦，中沉位取之更加虚弱无力。

但需要注意的是：

一是肝风鼓动之脉可为浮脉，也可为沉脉。这是因肝风由气血逆乱造成，也可因气机不畅而郁滞于里，气血虽有外冲上达之势，但也有内郁之势，即因气血冲逆太过，反而会出现气血壅塞的现象，特别是伴有内热怫郁时，鼓动气血太甚，更易于出现气血壅塞。若内郁重者，即使有肝风也必见到沉脉，或中沉位之脉，临床多表现为沉弦数或沉弦躁动不安之脉。

二是在上述肝风鼓动之浮脉中，阴虚动风之证多为虚弦脉，但有时候也可见到极虚之时的反强象，即可呈现出浮大搏指的有力脉，此为阴液虚极而阳气外越之象，由其毫无柔和之性来看，可知为无胃、无神之脉，也称真脏脉，为危重症的表现。此时需要四诊合参，不得仅凭脉象之有力而误诊为实证。

（3）阳气浮越　也称为阳气虚浮，即为阳气虚弱时，不能潜藏于体内，反而向外发散浮于体表时出现的现象，所以脉现浮象。多为脉浮而空，浮而软弱无力，可以是浮而芤，严重者可出现浮而散，即散脉。

阳气浮越的原因有三种。

一是阳气虚而阳气浮；二是血虚而阳气浮；三是阴虚而阳气浮。

阳气虚浮者，是因阳气具有"阳密乃固"（《内经》）的功能特性，阳气强盛则能固守于内，阳气虚弱则离散于外，如临床常见阳气虚弱之人易于出汗、二便遗泄、男子遗精滑精等，此即为阳气离散于外的表现。此时的脉是浮而虚弱无力，其重按时也是虚弱无力的。

单纯的阳气虚浮而无外感邪气者的脉象，也常常可见到浮弱当中兼见有数象，因为阳气虚弱者，心脏无力推动气血运动，人体为了满足自身需要，必借增加心率来达到目的，故心率越快，则阳气越虚，即脉象"越数则越虚"，这是大多数中医经过临床验证的一个切实可靠的经验。

阳气具有温养、推动和防卫人体之功能，故阳气虚弱之人，其分布于体表之卫气亦虚，常发恶风寒、发热等类似于感冒的症状，这是因为阳气虚而不敛，浮出体表则热，又因卫阳（气）虚而不能有效地收敛毛孔，导致毛孔舒张而汗出恶风（也可无明显的汗出而恶风的）。阳气虚弱者易招致外邪，若阳气虚弱同时夹有外邪，则既有体内阳气虚弱的表现，也有表证的表现，可见汗出、畏风、恶寒、发热、头身疼痛等症，此时的脉象为浮紧或浮弦，但沉按无力（此时需与体质壮实之人患外感的浮脉相鉴别，壮实之人外感时脉象仅有浮弦紧，按之稍减但仍有充实之感，而绝无虚弱体质患外感后的沉按软弱无力感）。

阳气虚弱者常有恶风寒、发热等类似于感冒的症状，此时如何判断这类人的恶风发热症状到底是阳气虚弱的表现，还是因气虚而兼感外邪后出现的症状？事实上，临床遇到的情况常常是这两种类型夹杂在一起，若微发热、畏风寒等症状极其轻微时则很难截然分开到底是阳气虚而阳外浮的营卫不固，还是感受外邪之后出现的营卫不调，总之不固不调这两种病机都会有而且混杂在一起，对中医的细微辨证造成不小的难度。但通过我们仔细辨认症状，还是可以区分的，阳气虚弱之人虽畏风寒但避之可缓，阳气虚弱之人虽可微微发热，但一般为劳则发热，且阳气虚弱者在发热、畏风寒这两个症状的出现顺序上有一个规律，即先发热，后恶风寒。而阳气虚兼夹外邪之人，其恶风寒发热症状较之单纯阳气虚弱者更明显、更强烈，恶风寒之症状不可缓解，且恶风寒与发热两个症状出现的先后顺序通常为先恶风寒后发热。

此外，我们可以从脉象的细微之处加以区分。二者相同点均为脉浮虚，沉按之更弱，不同之处在于：单纯的阳气虚浮之脉为浮而弱，或浮而数弱；阳气虚兼夹外邪之脉为浮弱略带弦象，这是由于卫气虽然虚弱，也可努力抗邪于表，表邪又郁遏正气，故浮弱之中略带弦象，略弦即为略微有紧张之感，它反映了机体的敏感度较之于平时更甚，即平时阳气虚弱之时便有微恶风寒的症状，此时因外感后更加明显地出现了恶风冷，故在脉象上必然显出一些紧张感，称为略弦之脉，这种略微的弦象主要表现在寸脉，也可以寸脉和关脉同时出现，因寸脉对应上焦和在表的部位。除浮而兼有略弦之外，还可根据感受外邪类型的不同，其脉仍有一些变化：若阳气虚弱之人感受风邪时，则多为浮缓脉，因风为阳邪，其性开泄，可开泄皮毛伤及营卫之气，故呈现虚弱无力的缓怠之象即缓脉；若阳气虚弱之人感受的是风寒邪气，则浮弱脉当中稍兼一点儿弦象或紧象，因寒主收引，会使脉管稍见紧张，弦或紧均为紧张之象，只是程度稍有差别而已；若阳气虚弱之人感受风热邪气，则可兼见有浮弱数脉，浮既为阳气虚浮之象，也为热象，数脉亦为热象；若阳气虚弱之人感受湿邪，则可见浮濡脉，濡脉即为湿邪之象。

若阳气虚而浮，出现虚浮外越之动风症状时，其脉象可见有浮而迟，或浮而无力兼有弦象。此时与肝风鼓动的机制类似。例如：临床上可见气虚之人出现中风偏瘫、头目眩晕、抽搐、肢麻等动风之症，其脉多为浮而迟缓无力；也可见脾肾气虚之小儿患多动症或慢惊风等病证，其脉为浮而无力或兼有弦虚之象，也可见脉微细无力等。

如果是阴虚或血虚而浮者，为阴血不能收敛阳气所致。一般都在阴血大虚时出现。阴虚而浮者为浮而细数无力（与之相对比的是，单纯的阴虚而不阳浮者则多沉细数无力）。血虚而浮者为浮而空虚无力，有似芤脉或革脉之象，即浮大而中空，也可呈现脉细而无力。根据笔者经验，若大失血不久或新近遗精、滑精之人，可见脉象浮大而中空，而失血后时日较久，气血未复时，则多为脉象细而无力。阴虚或血虚而浮者，也可出现于肝阳上扰而化肝风的临床病证当中，其理同前，此时多伴有浮细虚而弦劲之象。

（4）病在上焦可致寸脉浮　寸脉主上焦，上焦部位对应人体的膈以上至头部。寸浮者，可以是邪在上焦，最常见的是痰浊、风热等上扰于头，因脑为清空之府，阳气聚集之处，外邪侵扰头部则阳气与之相斗争，多出现头痛眩晕等症状，而这种强烈的反应通过机体的反射可将信息传导至寸脉部位。若为痰浊上扰清空，其脉多为寸浮而滑，滑即为痰浊之象；若为风热上扰清空，则其脉多为寸浮而滑数或浮而弦数，数、滑为热象，弦为风象。除痰浊和风热以外，气、火、食、血等邪均可干于上焦阻滞于头部经脉，出现头痛眩晕等症，其脉也可呈现于浮脉之象，其浮脉之中也可兼夹有相关邪气之脉象，如气、火皆可兼夹有数脉、大脉或弦脉，食积可出现滑脉、弦脉或紧脉，瘀血之脉则可为涩脉或细脉。尽管如此，临床仍应四诊合参，因指下触觉灵敏度所限，兼夹脉有的不太明显，全面整体综合分析方不致误判。

寸浮而无力，重按之亦无力，可出现上焦症状如头晕头痛，阳气虚弱或气血虚弱或阴阳两虚均可导致。若阳虚阴盛，则可出现阴盛格阳，阳浮于上；若气虚不能固守于本位而升浮于上；若血虚也可出现气失所附而上浮；若阴虚不能内守敛阳，则阳气上浮。此时察其兼脉，单纯从寸脉本身难度较大，因无论气虚、阳虚、阴虚、血虚，所致之阳浮均可出现浮大而软之象，我们可从尺脉去诊察：若尺沉弱无力，则多为阳气虚弱；若尺沉细数有力，则多为阴虚；若尺细而无力，则多为血虚。

寸脉也应分其左右诊察相关脏腑，如左寸浮则考虑心，右寸浮则考虑肺。此外，左右还可分候阴阳，如按前人的脉诊经验，左寸多属阴、属寒，右寸多属阳、属热，临床上亦可依据四诊资料加以综合判断。

（5）病在胸中　胸虽亦属于上焦部位，但有其特殊性，故单独列出。胸中为气机出入之道路，与肺主气司呼吸有关，也与心主血气运行相关。若胸中为邪气所闭阻，则可能导致上下气机不畅，而致上焦之气不得下降，寸脉浮而充实有力，如痰浊、火热、瘀血、湿浊等壅聚在胸中，阻隔气机，其中痰浊或火热则可致寸浮而滑数，瘀血阻滞可致寸浮而涩迟，湿浊阻滞则可致寸浮而濡缓等。

邪气阻闭胸中，上焦之气不得下降，也可致中下焦气机沉郁，临床上可见关尺脉出现沉郁之象，即关尺脉沉细，或沉细兼弦。

（6）邪正相争于脾胃　表证误下，使邪气内陷于心下，即胃所在的地方，正邪相争之时，显现于关脉可出现关脉浮，此为浮而按之有力，为实证。患者多有心下痞硬之感，即胃部闷塞不通的感觉，此时正气虽然稍有虚损，但尚能与下陷的邪气相抗争，故在脉象上表现为有力。若心下痞硬，重按之无底力，此时脉象也多为关脉沉弱，则为脾胃气虚为主。

（7）尺浮为肾病　在生理上尺部脉一般偏沉，如果尺部脉浮则为肾（包括下焦）之疾病，多伴有大小便不通畅之症，此时要考虑虚实两类情况。尺浮而按之有力者，为邪气壅结于下焦，如：大肠燥热，暑湿蕴结于大肠，可致大便不通；小肠或者膀胱有火热、湿热，可致小便不畅。

如尺脉浮而按之无力，多属肾虚，可能为肾阴、肾阳、肾气、肾精不足，临床可见有大小便的不畅，应考虑为肾之气化功能不足所致。

二、临床应用

1. 脉浮弦而大

【作者医案】

患者，男，26 岁，2016 年 5 月 11 日来诊。自诉其感冒后服用西药一周未解，仍然肢体关节酸痛，头痛，不畏风，不口渴，大小便基本正常，食欲一般，饭量较小。观其体形瘦弱，面色淡白，舌淡红、胖大，水滑薄白苔（图3-2），脉浮弦而大，脉幅宽大显得有力。

根据四诊资料可知其人患有表证，但患者感受何种外邪？病机为何？应结合舌脉象加以综合判断。

患者面色淡白，形体消瘦，纳少，说明素体脾胃气血虚弱。舌淡红、胖大，水滑薄苔说明体内尚有水饮停滞，即为脾虚不得运化水湿所致。其脉浮弦大，浮为表证，弦为寒及风邪，脉幅大为正气与邪气相抗有力的结果，患者虽然体质素虚，但气血尚能鼓动外出，故当前仍应以表证为主，不必考虑其素体的脾胃虚弱，可予发汗解表

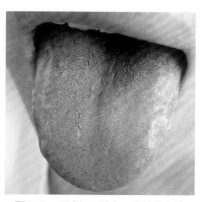

图3-2　舌淡红、胖大，水滑薄白苔

的治法。感受风寒之邪，考虑可用麻黄汤或者桂枝汤发汗治之，因其素体气血虚弱，故采用桂枝汤原方治之，处方 3 剂，一剂后汗出痛减，服完 3 剂后诸症消除。

2.浮脉为肝阳上亢

【作者医案】

2018 年 9 月 13 日诊一老年妇女，患有高血压、糖尿病、脑梗后遗症，十九年来每天感到头昏头晕，腰部一圈畏冷，两脚不能正常站立，因害怕倒地而时刻用脚趾抓地站立，多次因站立不稳而摔倒在地，经常在阴雨天时症状加重，睡眠及饮食尚可，口不干，凌晨略有苦味，白天常有甜味，睡中易流口水。舌胖大暗红（图3-3），苔黄厚腻，舌下静脉粗张，脉浮弦滑有力、躁数、粗大，脉幅大。

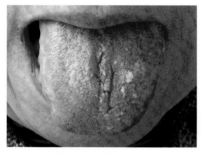

图3-3　舌胖大暗红

本案类似于肝火上炎之实火证，但细查脉象，重按之而脉力稍减，说明在里之肝阴血不足，本案不属于肝经实火，实为肝阴血虚，阴不制阳而致肝阳上亢化风之证。同时因其脉滑数及舌苔黄厚腻，可知其痰热壅盛，引动肝阳化风。脉症合参、四诊合参分析其余症状：痰热及肝阳上冲则头昏，肝阳化风则头晕目眩；肝阳引动气血上冲于上，则下部气血偏少而自感腰部冷、两足无力而站立不稳；同时双腿不稳也是肝阳化风的表现之一；舌苔黄厚腻为湿热壅盛，阴雨天加重是外湿加重里湿；睡中流口水是湿邪停滞于里的表现；舌胖大为湿聚之象，舌质暗红及舌下静脉粗张均为肝阳引动气血上壅而不畅。

笔者以滋肝阴、平肝阳、化痰湿、清痰热及引血下行之药组方，治疗两周后，诸症好转，3 个月后，已能正常站立及行走，现血糖已完全恢复正常，未再服用西药降糖药，血压经服中药及降压西药已控制在正常范围内。现患者仍在坚持服药治疗中。

3.浮脉为表邪兼里气虚

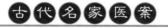

江少微治黄三辅，年逾四旬，醉饮青楼，夜卧当风，患头痛发热，自汗盗汗，饮食不进。医治十余日罔效。诊得六脉浮洪，重按豁然。此饮酒当风，名曰漏风。投以白术、泽泻，酒煎服而热退，汗仍不止，心

口如水。此思虑所致，与归脾汤加麻黄根、桂枝，十服而愈。头痛不已，用白萝卜汁吹入鼻中立止。（俞震《古今医案按·卷一》）

按：夜卧当风为外感病邪，当有表证。头痛发热，自汗盗汗可也为表证。汗出者，可为风邪袭表之营卫不和。饮食不进是因表气不畅，引起里气不通。本病因饮食不节复感外邪致病，里气本已不畅，故复感外邪，表里均不通而饮食不进。六脉浮洪，重按豁然空虚，此为里虚而阳气外浮，也不排除表邪导致浮脉。此为表里同病，里气虚重，宜先救里后治表。汪氏诊断为饮酒当风之漏风，即内有湿热伤脾及阳气，外有风邪袭表，先救里，以白术健脾补气利湿，泽泻兼去湿热之邪，以酒煎服，应是宣通气血的意思。服药后热退，是里气有所恢复而表气自通，但此时仍然汗出不止，尤其是心口如水，医者考虑为思虑伤及心脾，细析之，应有两个原因：一是原有之营卫不和仍在，二是里气虚弱虽然得到缓解，但仍有阳气亏虚，心胸部位汗多，当为心之阳气虚而不能固摄津液，考虑原有的脾胃气虚，则以温补心脾气血之归脾汤加味，加桂枝以调营卫、祛残余之外邪，加麻黄根以固表止汗。

4. 脉浮大而空为戴阳证

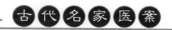

古代名家医案

石开晓病伤风咳嗽，未尝发热，自觉急迫欲死，呼吸不能相续。求余诊之，余见其头面赤红，躁扰不欲歇，脉亦豁大而空。谓曰：此证颇奇，全似伤寒戴阳证。何以伤风小恙亦有之？急宜用人参附子等药，温补下元，收回阳气，不然，子丑时一身大汗，脱阳而死矣。渠不以为然，及日落，阳不用事，愈慌乱不能少支，忙服前药。服后，稍宁片刻，又为床侧添同寝一人，逼出其汗如雨，再用一剂，汗止身安，咳嗽俱不作。询其所由，云：连服麻黄药四剂，遂尔躁急欲死。然后知伤风亦有戴阳证，与伤寒无别。总因其人平素下虚，是以真阳易于上越耳。（喻昌《寓意草》）

按：因患伤风咳嗽后，误以麻黄药峻猛发汗，伤及阳气，出现躁急欲死的症状，呼吸短促，满面通红，脉象浮大中空，按之无根，此时以脉象为准，因浮大中空无根之脉，是元阳虚浮之象，应急救回阳。所见之症如烦躁欲死，呼吸气急，都是阳气外越欲脱的表现，这些症状不是实热而是虚寒之脱证，医者急以参附汤回阳救逆。根据脉象可以预测此元阳虚脱证当在夜半子时加重，事实果如其然。此为天人相应的原因，夜半阴气最盛，故病情加重，现代临床上常可见心阳虚弱之冠心病患者在夜半病情加重或死亡。

5. 脉浮数无力

古代名家医案

乡人邱忠臣，寓毗陵荐福寺，病伤寒，予为诊视，其发热头疼烦渴，脉虽浮数无力，自尺以下不至。予曰：虽麻黄证，而尺迟弱。仲景云：尺中迟者，营气不足，血气微少，未可发汗。予于建中汤加当归、黄芪，令饮之。翌日，病者不耐。其家晓夜督发汗药，其言至不逊。予以乡人隐忍之，但以建中调理而已。及六七日，尺脉方应，遂投以麻黄汤。啜第二服，狂言烦躁且闷，须臾稍定，已中汗矣。五日愈。

俞震按：信乎医者当察其表里虚实，待其时日，若不循次第，取效暂时，亏损五脏，以促寿限，何足贵也！（许叔微《伤寒九十论·麻黄汤证》）

按：此案最难之处，是对迟脉的理解。迟脉有两个含义，一是脉率慢，二是脉率不慢而来去迟慢。本案之中的迟是指第二个含义，此迟而弱，与涩脉机理相似，为气血虚弱，营血亏虚，到底是阳虚、气虚、血虚还是营阴亏虚？当看兼症与兼脉。阳虚可见沉迟而无力，多伴畏寒肢冷，舌淡胖；气虚可见迟而无力，多伴气短无力；血虚可见迟而无力，多伴面色无华、心悸头晕、舌淡；阴虚可见细数或虚数脉，但也可尺中迟，而寸关脉浮细数，此为阴虚阳亢的表现，常伴舌红绛少苔、五心烦热等症。

本案脉象为浮数而尺中迟，其中浮数无力，极可能为浮数而重按无力的简写，为体虚而外感，根据后文所说："虽麻黄证"，可知患者恶风寒、无汗，患家索取发汗药也说明无汗，表邪为风寒之邪自明。现因体虚而不可发汗，发汗可伤阴血，也可伤阳气。前已讨论尺中迟弱在气血阴阳虚均可出现，因本案脉象的兼脉叙述不够详尽，无法从脉象判断到底为何种虚，只能从兼症来分析：若为阳气虚，则多为少阴病之精神衰惫（即《伤寒论》之少阴伤寒证，可见脉微细，但欲寐），患者的表现显然不是此类；那么就可能是阴血虚了，阴虚有热，血虚多为燥热，也可因气血两虚而有寒，据患者头痛烦渴之证，可知阴虚的可能性大，阴虚而阳亢，故口渴而烦，所以可判定为阴血虚，阴虚为主，兼有血虚。内有阴血亏虚，即使外有风寒之邪也不宜用麻黄之类的峻药发汗，本案中选用小建中汤加黄芪、当归治疗，小建中汤由桂枝汤化裁而来，治里而兼解表，桂枝加芍药汤滋脾阴，其中芍药滋阴，桂枝散风寒，加饴糖以温补肺脾气阴，黄芪、当归即当归补血汤，以补气生血。许学士明言以建中调营，是指营阴为主，但此方也兼有散外寒之意。

服药五日后，尺脉方应，即指尺部的细弱脉变粗大有力，表明营阴渐充，此时表证尚在，应当仍有风寒表证麻黄汤证，如头痛、无汗、恶风寒等症状，才可以放胆运用麻黄汤发汗。但因素体虚弱，此时经过滋补后仅是正气稍复，勉强能与邪气抗争，所以出现发狂一症，与正邪相争的战汗类似。

第二节　沉脉

一、脉象

1.定义

轻取不得，重按方显。

2.歌诀（《濒湖脉学》）

【体状诗】

水行润下脉来沉，筋骨之间软滑匀。

女子寸兮男子尺，四时如此号为平。

【相类诗】

沉帮筋骨自调匀，伏则推筋着骨寻。

沉细如绵真弱脉，弦长实大是牢形。

（沉行筋间，伏行骨上，牢大有力，弱细无力）。

【主病诗】

沉潜水蓄阴经病，数热迟寒滑有痰。

无力而沉虚与气，沉而有力积并寒。

寸沉痰郁水停胸，关主中寒痛不通。

尺部浊遗并泄痢，肾虚腰及下元痌。

沉脉主里，有力里实，无力里虚，沉则为气，又主水蓄。

沉迟痼冷，沉数内热，沉滑痰食，沉涩气郁，沉弱寒热，沉缓寒湿，沉紧冷痛，沉牢冷积。

3. 脉象示意

见图 3-4。

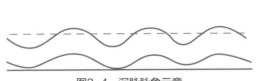

图3-4　沉脉脉象示意

4. 诊法

浮取时，要与正常人的脉象进行比较，脉搏跳动力度相对不明显。但是指力逐渐加大到中取和沉取时，也就是在接近肌肉层时，会感到脉搏跳动会更加明显。

诊沉脉时有两个重要的方法，一是将患者脉象与正常人的脉象进行比较，二是将患者的浮取与其中取、沉取的脉象相对比。前者可以确定整体上偏于沉脉，后者可以确定患者的病脉属于沉脉。

5. 分类

沉脉可分为典型的沉脉和不典型的沉脉。

典型的沉脉是指轻取不应，重按始得，这是我们诊脉者人人皆可得而行之的方法，极易掌握。

但不典型的沉脉则须加以用意去体察，不典型的沉脉有以下几种情况。

第一种，轻取有脉明显，中取较轻取为强，沉取则更强。

第二种，轻取有脉明显，中取较轻取更强，沉取稍弱，但比轻取要强一些。

第三种，轻取有脉较弱，中取和重取虽然也较弱，但相对轻取而言还是略强，且中取和重取无明显差别。

总之，不典型的沉脉是指沉取相对轻取而言为强。

实际上沉脉之"沉"强调的是脉位的深浅及其脉力的明显程度，不典型的沉脉则不仅有脉位上的变化，还有脉力的变化，故而属于沉脉的相兼脉，如以上第一种和第二种是沉实脉，第三种脉属于沉弱脉。

6. 鉴别

沉脉与伏脉相鉴别。伏为埋伏之伏，具有深沉潜伏的意思。所以此脉虽也是沉脉的相似脉，但是"推筋按骨始得"，即较沉脉更加重按，甚至将筋推开至骨上才可以体会得到。伏脉可以兼有弦细但感觉到拘急不宁静，或者伏而兼充实、粗大有力，并有强烈的冲击感。此脉与沉脉仅是位置相类，实际上已经可以归为实脉的范畴了；当然也有的伏脉是重按至筋骨之间才有一点细弱的脉，此时虽然为实证，但脉象上却容易误判为虚弱证，此时脉象的机理是气血受邪气闭阻而不能达于指下，故应注意四诊合参才不会失误。

沉脉与弱相鉴别。弱脉，属于沉脉的相兼脉，为沉而虚之脉，即表现为沉按方显，且细而无力，甚至有如棉絮之软的感觉，故弱脉与沉脉也仅是位置相类，它主要归属为虚脉的范畴。

沉脉与牢脉相鉴别。牢脉是沉取方得，兼有弦长实大之象，即绷急如琴弦，脉管纵向延长至寸与尺以外，脉管充实有力、粗大，指下感觉到坚劲有力甚至有冲击感。牢脉除归于沉脉类以外，还可归属于实脉类的范畴。

7. 形成机理与诊断意义

（1）正常人的沉脉 正常人出现沉脉的原因：一是体质的原因，体质稍胖者，其皮下脂肪偏厚，使其血管位置相对较深，另有一种类似于六阴脉的体质，属于先天血管解剖位置较深，不属于病态；二是季节气候或者饥饿的原因，如冬季天冷时气血沉潜于内脉象偏沉，饥饿状态下气血稍弱而偏沉，均是一时性的现象。

正常人出现沉脉时，在诊法上，当为轻取不足，重按始得，在重按始得之后，若指力再增加时仍有脉搏，可以再持续加力压至筋骨至脉搏几近消失为止，仔细体察这个过程中，从脉搏出现到脉搏消失是一个渐近的均匀变化的过程，即脉搏由无到有，由有到无，均是渐渐出现的，不是突然有，突然无。这种现象即为正常脉象有胃气的表现之一。

正常人现沉脉时，还可在指下力度稳定不变时，体察到它的特点：软滑均匀的特征，即沉而柔和，舒缓，往来调和均匀。此为典型的脉有胃气之表现。

（2）沉脉为正邪斗争于里 传统上认为，沉脉主里，确实有道理。准确地说，应该是沉脉多主里。具体含义如下。

沉脉表明邪气深入人体的脏腑之内，正气必定会与之相抗争，气血进入到邪所在之处——脏腑之里。

正气与邪气相争于何处，何处脉即为最明显。如前述之浮脉，为正气与邪气相争于肌表亦同理。因邪气为人体所不容，故正气会主动向其所在之处聚集而试图消灭之。

此时所指之正气与邪气均为广义的名称，正气可泛指一切气、血、阴、阳、津液、精等构成人体及维持人体功能活动的物质，邪气可泛指一切对人体有害的因素，包含外感六淫、内生五邪、不良情志刺激或瘀血、食积、虫积、痰浊等。一般体内产生的邪气会诱导正气向内聚集而与之斗争，但外来的邪气若能长驱直入，透过肌表而到达人体脏腑组织的深层，也同样可诱导正气向里。故无论外感病还是内伤杂病均可呈现沉脉。

此时典型的沉脉是，随着指力的逐渐加重，慢慢地脉搏越来越明显，但事实上，这种典型脉象并非常见的。因为正气聚于体内与邪气相争，一定会或多或少地被消耗（正气包含了脏腑的阳气、阴液、血液等多种成分），所以虽然沉脉在沉取时会较浮取更明显，但不一定必然比中取更明显。因为正气的消耗，可能沉取会较中取稍弱一点。但有一点是肯定的，中取和沉取一定比浮取要更明显一些。

（3）沉而有力多与寒积有关 沉而有力脉多为实证，即属于正气不太虚弱，邪气入侵脏腑之里后，正气尚能与之展开剧烈的斗争。此邪气可能是寒、热、湿、火、燥、瘀血、食积、痰浊等，但临床上多数而言，沉而有力的脉，多与寒积相关。

寒积，是指寒邪所致的寒性相关病理产物的堆积。一般在寒性因素主导下，兼有气血痰食水饮等积于体内。

因为寒主收引，气血随之而沉入体内，故脉为沉象。此时也可能伴有寒凝气滞血瘀之病机的存在。又因寒凝津液，可聚而生痰饮水湿的堆积。寒阻阳气而饮食、糟粕等阻滞于体内不得排出，亦为寒积之一种表现。

寒邪导致病理产物的堆积均为寒积，反过来，这些寒积也会进一步阻滞人体之气血，使之不得外达，所以脉亦现沉象。这种沉象一定是有力的，气血并不虚弱，只是搏结于体内。

沉而有力多为寒积之实证，但是沉而有力之中显现出强劲搏指之象，甚至有弦劲之感，有欲将冲击手指上抬的感觉，当属胃气衰败，不属实证。此脉可称为反强脉，意思是不为真正的强脉，而是正气虚弱到虚脱之程度的假象。虚脱脉为何会反强呢？因为正气在垂死挣扎时奋起一搏，孤注一掷。"无胃气"这一特征是对此现象的最好解释。此时应四诊合参，谨慎判断。

（4）沉而无力多为虚证 沉脉无力是虚证，多为正气虚弱，如阴虚、阳虚、气虚、血虚、精亏等。阳虚和气虚者可兼沉弱而细，但以沉弱为主，因为阳气亏虚者必定以弱而无力为主，同时阳气虚常伴阴血化生不足，也会有细，再者，阳气虚而生内寒，寒凝脉管而稍细。

阴虚和血虚者可兼沉弱而细，但以细为主，因为有形之阴血不足以充盈脉管则细，同时阴血不足必定伴有或多或少的阳气亏虚，也会有弱而无力之象。

注意应将细与无力感觉区分开来。细是指脉管细，可能会让我们误解为力量也弱，此时需要认真体会，或者反复体会几次，到底是因为脉管的细让我们感觉到弱呢，还是真的脉力较弱让我们感觉到弱呢？这里面很考验诊脉的功夫，有时还真的不容易体会，如果很难体会出到底是细还是弱，那就要结合望诊、闻诊、问诊，四诊合参方能明了。

要注意有些例外的情况。在沉而细脉当中，有一些为实证。有两种常见的情况，一是形体较肥胖之人，皮下脂肪厚，而压迫血管使之变细，此时不能将沉细当作血虚之脉，而应当作气血不畅及痰湿过重的表现。二是有些沉细脉可以从指下体会到另一个特点，让我们体会到其实并非虚证，即在细心诊脉过程中，能觉察到指下的脉管虽然较细，但总会有一种有脉搏有力而挣扎感，或者说躁动冲击感，或者是指下的痉挛感，这些都是脉搏不宁静的感觉，其产生的机理即为实邪内结，阻滞气血，多为气滞、气郁、气结甚至是气闭的病理机制。

以上讲的是沉而无力之脉多为虚证，但还要知道一个诊脉技巧，即脉要详察"沉取"的力度，沉取无力多为虚证。此时沉取无力并非沉脉中的沉而无力，但临床意义相同，均为虚证的表现。沉而无力的意义，在许多脉象的鉴别中均具有很强的指导意义，很多医家将沉取有力无力作为我们判断虚实的一个标准。也就是说，不论浮取有力无力，有的脉象甚至是浮取有力而大，但沉取空虚无力，那也是虚脉，此时就是前面讲的浮脉当中的一种主虚的病机了。沉取无力说明脏腑气血空虚。说明气血亏虚较严重，若同时浮取反而散大而软，说明正气已经虚弱到向外虚脱的程度了。还有一些脉浮取有力，但按至中取时即明显无力，沉取时更无力，这说明体内正气虚浮而上亢，可能在症状上有类似于实证的表现，但因其沉取无力，仍应当作虚证处理。

结合我们前述浮脉主里虚，此处又有沉脉主里虚，两相对照，可知浮脉主里虚者是脉虽偏浮，但沉按时却无力；沉脉主里虚时，脉象偏沉，兼有无力之象。这两者实质上都可理解为沉按时无力，故有医家强调"脉以沉取为真谛"。

（5）沉而弦为水饮内停 沉脉是指气血收敛于内与邪气相搏，弦脉是气郁不得外达的表现，易阻气机的邪气多为水饮，沉而弦并见者，多为寒饮所致。

《金匮要略·痰饮咳嗽病脉证并治》中说："夫病人饮水多，必暴喘满，凡食少饮多，水停心下，甚者则悸，微者短气，脉双弦者寒也，皆大下后善虚，脉偏弦者饮也"，此语历来医家颇有争议，有认为双弦为左右手寸口脉皆弦者，偏弦即为单手脉弦者，也有认为双弦为一只手上有两根脉者，还有认为双弦即为紧弦，偏弦即为略微弦之意。笔者认为，这些理论上的争议应该落实在临床实践上加以检验，因此对于"单与双""偏与甚"等的争论，实际上并不重要，重要的是弦脉的意义，比较肯定的是，弦脉皆与寒饮相关。弦为紧张之感，定为寒主收引之象，弦也有绷急之感，说明体内有邪气停滞。一般寒邪可凝滞气血，寒邪之深者必定将气血中津液凝滞而化为停饮，故弦脉之重者或弦脉之久者，多与寒饮相关。

沉弦之脉，若以指力下按之，能感受到肌肤之内透出寒气，则其寒饮之证更加明确。若未出现此种感觉，则多数考虑为寒饮，但少数情况下也有例外，如仅是肝郁气滞之证也可见到沉弦脉。此时必须四诊合参方能准确判断。沉弦脉伴见舌体淡白胖大有齿痕，苔白润水滑或夹有泡沫，则可确定此为寒饮内停；沉弦脉伴见胸胁胀闷疼痛，神情紧张或焦虑，则可确定此为肝郁气滞之证。

（6）**沉而滑为痰浊内停**　沉为气血内收与邪相搏，滑为如珠走盘之象，多与痰浊、食积和内热相关，因滑脉对应多种病因病机，故沉滑脉只能在临床概率上加以大致估计，居于首要地位的属于痰浊内停者，其次才是食积和内热。

从脉象的细微差别上来区分沉滑脉的具体病因病机：若沉滑兼有数象，考虑与热相关，因热邪可致脉率稍快，或脉搏的起落稍有急躁之感；若沉滑兼有紧象，则可考虑与食积相关，因为食积者多有胀闷疼痛症相伴，这种紧张感会导致脉管壁较之平时更为紧张；若沉滑兼有滑软感，则考虑为痰浊内停所致。

有时，沉滑也为痰浊兼瘀血。此时指下感觉为：脉内充实饱满质地较硬，脉管壁稍有僵硬感，或者沉滑之中见到质地较硬之颗粒状物或团块状物。这表明痰瘀互结，因为痰瘀均为有形之物，二者相结则有形之质必然膨胀或者质地偏硬。

除了脉象本身的鉴别以外，还当四诊合参。如沉滑兼见舌苔厚腻，且有全身或局部痰浊症状者，则必为痰浊无疑；若兼有口中酸臭、呕酸或大便酸腐臭秽，舌苔中厚腐，则为食积；若兼有舌苔厚腻、舌质紫暗或舌下络脉迂曲，或局部刺痛拒按者，或身体有质硬多包块者，则多为痰瘀互结。

（7）**沉而数为实热或者虚寒**　沉数有力为实热，为热郁于里。一般火热内盛可为洪脉、粗大脉等脉幅很大的脉象，但若因邪气郁阻的因素导致内热无法透达于体表，反而内郁则为沉，甚至为沉细，或者沉伏。又因热性迫急，其脉仍可显现出沉数脉。

实热之沉数脉，可兼见有沉滑数脉，滑为如珠走盘，即为气血沸腾之象；也可兼躁动不安之象，是因为火热郁滞于内较严重，气血不得宣发透达所致，郁闭于内严重者可见沉细小而躁动之象，细小之象即为郁闭严重所致，体现出气血受阻的特点。

沉数无力为虚寒，因阳气虚弱，无力外达，所以脉沉，同时阳气无力推动，所以欲通过增加脉跳次数以满足机体需要，故脉沉数而虚。此时脉沉数与前述浮数脉因同，均因虚而数，所不同者为脉位一浮一沉。同为阳气虚弱之病机，故沉数和浮数之脉均有无力感。为何会有一浮一沉？浮数者为阳气虚浮而有外越之势，沉数者为阳气虚而生内寒，寒主收引气血于内，无力达于体表。在四诊上会有明显不同，如浮数脉者多有汗出恶风寒，沉数脉者多有心悸、身冷、手足厥逆而少汗等。

（8）**沉迟为寒或者热**　沉迟之脉多为寒，也可为热。其为寒者，可分为虚寒和实寒。其为热者，多为实热。

沉迟无力为阳虚之虚寒。前述沉数无力也可为阳气虚弱，二者不同之处在于：数为心脏阳气无力推动时代偿性地加速跳动以满足人体需要，而迟为阳气虚弱兼有脉道受阻之象。阳气虚弱而脉道受阻的因素可能有水饮或者瘀血，因阳虚生寒，寒凝气血及津液而致气滞血瘀、痰饮水湿等。沉迟无力兼有涩脉者，同时可见有口唇青紫、舌面瘀斑或舌质紫暗者，或身有固定之痛处，疼痛如针刺样，这些均可考虑为阳气虚寒而有血瘀。沉迟无力兼有弦脉，同时可见有舌质胖大有齿痕，舌面水滑苔，或兼有身体浮肿而畏寒、大便稀溏等症，则多为阳气虚寒而有水饮。

沉迟有力，兼有弦紧拘急之象，为里实寒。沉迟有力也可见于里实热证，此时脉象必兼有躁动之象。

这里要区分躁动与弦紧拘急两种感觉：躁动是有向上、向外奔腾冲击之感，即使脉在沉位，也能清楚地感受到这一点，指下用力按压之却有按捺不住的感觉，这种脉象即为热邪郁闭于内，造成气血蒸迫欲向外而不得的机理；弦为绷紧感，紧为上下左右弹起，拘急为痉挛感，似有回抽向下向里之感，因此弦紧拘急之象实际上不是按捺不住，也不是奔冲向外向上，而是原地左右上下摆动和收缩，这与寒主收引的机理是一致的，故弦紧拘急必为寒邪内伏。

沉迟既可为实寒，也可为实热，除了在脉象上鉴别以外，还要四诊合参，方为准确：沉迟有力兼躁动不宁时，多有舌红苔黄而干、身热心烦、胸腹灼热、二便闭结等实热内闭证候；沉迟弦紧拘急之脉多有舌淡暗苔白润、身冷或拘急而痛等实寒凝滞证候。

（9）三关之脉沉的意义　寸脉沉为上焦或中焦气机郁闭，但也有可能是下焦气机不畅间接地引起上焦气机郁闭，即寸脉与上焦、中焦、下焦均有关联，这几种情况均需考虑。

寸主上焦，因心、肺居于上焦之入，故寸脉与心、肺关系尤其密切，上焦还泛指胸部以上包括头面部位。寸沉而有力者，说明上焦有实邪阻滞，导致气血不得宣畅于外。上焦实邪阻滞可见于六淫侵袭人体，阻滞头面部经络气血，而呈沉郁之脉。此外还可能为痰饮水湿等邪气郁闭于肺，因肺为痰湿贮藏之器，痰饮水湿产生后常欲借道于肺排出体外，若痰湿凝滞于肺，不易排出则阻滞气机，可见寸脉沉郁或沉细。临床上常可见于咳喘日久患者，其寸脉有沉而细弦或沉而细滑等脉。若痰饮阻滞于心，可见心悸、胸闷、胸痛等，寸脉多为沉滑之象，此即为心气为痰浊所阻。

寸脉沉郁之象也可见于肝气郁结（情志怫逆而郁阻气机）或脾胃之气郁结。肝、胆与脾、胃在解剖部位上同居于人体中部，二者均可划归于中焦，若因肝气郁滞，肝脾不调，除对应于中焦的左右关脉可见弦脉以外，寸脉也可见到沉郁之象。此外，脾胃痰火、食积过重，也可阻或郁闭中焦气机，而致上焦之气不得畅达。

在上焦郁闭此一机理当中，需要注意的是，除了心气郁闭、肺气郁闭、肝气郁闭以外，还要注意可能为三焦气郁或者心包郁闭。

我们要注意"三焦"之称有两个含义：一是对于人体上中下三部位的脏腑组织的划分；二是特指三焦之腑，即作为五脏六腑之一的三焦，古人称为"孤腑"，其脏器之大无可匹敌，主管人体水液通道和气道。三焦气郁之"三焦"即为此腑。三焦之道路郁闭，则可出现气机不畅，水气不畅，常可见上焦（即心肺之处）气机郁闭而致脉沉。

心包郁闭也会导致寸脉沉，因心包位于心脏之外，属心之外的包膜，即心之宫城所在，因心主血脉和主神明，故心包与心脏之功能有关，若心包郁闭，可见心胸部位闷塞不畅，心包之气的郁闭也常与湿阻气机相关，所以常可见舌苔腻，此时脉象多为寸沉细滑或寸沉缓无力，沉、细均为郁闭之象，滑为痰饮，缓为湿。我们将心包郁闭与心气郁闭区别对待，在临床上有特殊意义，二者在表现上有细微的不同，在对治方药上也有区别，其中心气为痰湿阻痹者，可见心悸、胸闷、胸痛，因心主血脉，血脉为痰湿阻滞则痛；而心包为痰湿所阻者，可见胸闷胸中痞塞不畅，时见心率减慢，而较少有痛证。前者多用瓜蒌薤白半夏汤、瓜蒌薤白白酒汤或苓桂术甘汤等方剂，而后者多用菖蒲郁金汤或橘枳姜汤等方剂。

寸脉沉也可为中下焦病变引起。寸为阳，尺为阴，阳升阴降，周而往复，关脉居中，为上下阴阳升降之枢纽，若中下二焦正气虚衰，阳气无力升举，寸脉亦可沉而无力，此时关尺脉多为沉而无力；若中下二焦邪气阻滞，阳气不得升达于上，寸脉也可沉而躁数不宁，此时关尺脉多沉而有力。

关脉沉可考虑为肝脾二脏问题。

左右关脉对应肝与脾，二者按脏器位置来看均居于中焦，且均归属于现代医学中的消化系统，在中医学来看二脏之间的关系是木克土的相克关系，实际上是相互资助和相互制约的关系。因此，左右关脉沉，应考虑肝与脾的关系。若左关脉为沉弦脉，要考虑肝之气机不畅，若右关脉沉弦，可考虑肝郁脾虚。笔者的经验，临床上若见左右关脉均沉弦略弱，多考虑为肝郁脾虚兼有血虚和水饮内停，可以运用柴胡桂枝干姜汤合当归芍药散调治。此时关脉沉弱为气虚血弱不能鼓动外出，弦为脾阳气虚，寒凝水饮及肝郁之象。

若仅见左关脉沉而无力者为肝虚，进一步应详辨为肝之阳气虚还是肝之阴血虚。肝阳气虚者，多为左关沉弦弱，沉弱脉为阳气虚之象，弦为肝脏应有之本脉，与肝主调畅气机的功能有关，此脉常意味着肝之阳气不足而无法正常地调畅人体气机，人体功能处于较为压抑低沉和无力的状态；肝阴血虚者，多为左关沉弦细数，沉细数为阴血虚之象，弦亦为肝脏之本脉。肝阳气虚在临床上并不少见，如临床上见到的乌梅丸方证即为肝阳气虚。

若见左关沉弦有力者，多为肝胆气机阻滞。可兼有痰湿、痰火等邪气，具体应结合四诊资料加以判断。

右关脉沉而无力者，多为脾胃气虚或脾胃阳虚。右关脉沉细者多为脾胃气血两虚。右关脉沉而缓怠，脉管软而模糊者，多为中焦脾胃湿浊。右关沉而有力者，多为脾胃邪盛或气机郁结，如有湿热之气阻滞，或者痰热、痰食等阻滞于脾胃。右关脉特别强劲有力不是好事，正常的脉为有力而柔和，强劲有力是缺乏胃气的表现，即胃气衰败之象；也可为胃阳气虚兼有邪气亢盛，即正虚而邪盛。这两者均属预后不良。

尺脉沉与下焦病有关。如前所述，尺脉对应肾及下焦，所以尺脉沉而无力者多为肾阳气虚，可伴见遗精、阳痿、腰膝冷痛，小腹、阴部、足跟痛等。肾司二便。阳虚重者可致大便泄利或下利清谷，也可因阳虚寒凝而便秘；阳气虚，气化不利而致小便不利，或癃闭，或者夜尿清长等。尺沉而有力多为下焦邪气壅塞，如水饮蓄于下焦，寒凝于下焦，湿热蕴结于下焦，或瘀血凝结于下焦等。

（10）表邪郁滞也可致沉脉　表邪多出现于外感病中，但在内伤病中也应注意是否有表邪。表邪所致之证即为表证，多见到浮脉，但有些表证也会出现沉脉，具体而言有以下几种情况。

寒邪外袭于表，多为浮紧脉，但也可以为沉紧脉。寒邪初入于人体，气血虽能抗邪，但还不至于出现发热症状，此时血脉尚未扩张浮出于表，因寒凝气血，故血脉下沉，出现沉紧脉。

若寒邪从外入内，既有表寒，也有里寒，更能出现沉紧脉。

若素体虚弱，感受外来风寒后也可出现沉脉。素体阴亏有热者，脉象本为沉细数，若感受了外邪而患感冒，则可能为阴虚外感的表证，当用加减葳蕤汤治疗，其证可有头痛身热，微恶风寒，无汗或有汗不多，咳嗽表证的现象，同时也可能有心烦、口渴、咽干、舌红、脉沉细数等阴虚内热的症状。又如肝血虚者，平时面唇色淡，手足厥冷，平时脉象即为脉沉细欲绝，在感受了风寒之邪患感冒（表证）之后，其脉仍然是脉细欲绝，可用当归四逆汤治疗。又如心肾阳虚者，平时脉沉而微弱，外受表邪之后，其脉仍将沉而微弱。若平素脾胃气血两虚，脉象为沉弱脉，感受外邪后，其脉象可以为浮缓脉，也可为沉缓脉。

若素体痰热证，其脉沉滑数，感受外邪后，脉象仍可为沉滑数脉。

若素体阳盛内火之人，感受外邪为风热或湿热，也可使火热郁闭于内，气血运行不畅，也可使脉象沉郁于内，但一定可见有躁动之象。

以上几种表邪导致沉脉的情况，可以概括为：寒邪收引导致沉脉；热邪郁闭导致沉脉；体质虚弱者（包括气血阴阳的虚弱），感受外邪后，由体质决定而表现出沉脉；体质阳盛者，感受外邪之热邪后，气血壅滞而见脉沉。

此外还需要注意，关于人体患病后是否有表邪的判断标准，不能仅凭脉之浮沉，必须四诊合参，根据笔者临床经验，判断表邪的诊断依据主要有三个：第一，患者的症状，临床表现是否侧重于体表的组织、器官、经脉；第二，患者是否有感受外邪的病史，主要包括六淫（风、寒、暑、湿、燥、火）与疫疠之气等；第三，患者的临床表现无明显的里证。即脏腑、气血、骨髓受病的病证表现。表邪侵袭人体后，其表现时间可长可短，可以数天，也可迁延二三十年，其临床表现以营卫症状为主。卫分的症状主要有恶寒、鼻塞、流涕等；营分的症状主要是体表出现斑疹、麻木感、瘙痒、疼痛以及肌表的红肿等。

二、临床应用

1. 三关沉弱缓无力

【作者医案】

患儿，女，10岁。2019年4月7日因尿频来诊，其母代诉：睡眠不安，白天上课注意力不集中，平时精神萎靡不振。两眼无神，表情淡漠，体型中等，左颊有花白斑，平时不恶风，无明显汗出，食纳较少。近几天有鼻塞、口干。舌淡红（图3-5），舌中散布红点，苔薄白润，上腭稍黄。诊其脉：三关均沉弱缓无力。

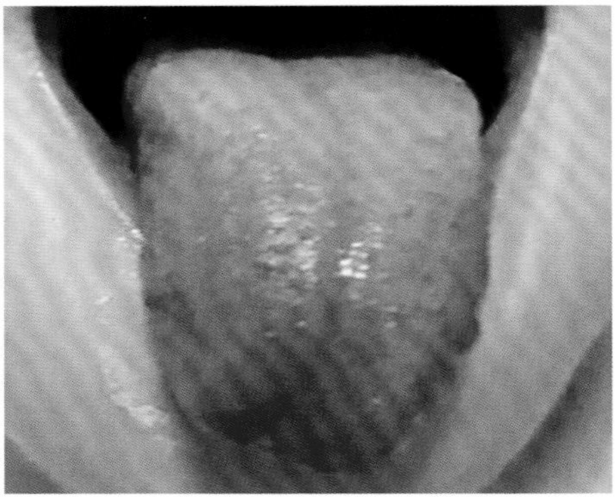

图3-5　舌淡红

鼻塞属太阳表证；食、睡、精神均差，为太阴里虚；上腭稍黄为太阴脾虚生湿；口干和舌中散布红点为太阴虚寒兼湿邪阻滞的基础上，阳气不运之湿热郁于少阳。从脉象来看，素体里虚为主，脉沉主里，弱脉主气血两虚，缓脉主湿。

以肾着汤、小柴胡汤、五苓散治之：生甘草15g，茯苓15g，炒白术12g，干姜10g，柴胡20g，黄芩10g，法半夏10g，太子参15g，大枣15g，桂枝10g，浮小麦30g，泽泻12g。7剂。

复诊：口干、鼻塞均除，尿频减轻，精神转好，睡眠较前安稳，白天注意力也明显提高，但记忆力仍不足。食欲仍差，续上方调理月余，睡眠、精神、注意力均明显转好，两眼有神，语言增多，个性较前活跃。以上方为基础，制蜜丸连服2个月。

此案表里相兼，但沉弱无力脉决定了其体质类型，故治疗时抓住这一基本矛盾，诊治全过程均不离温补脾胃。

2. 脉沉细微数

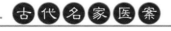
古代名家医案

项彦章治一人，病发热，恶风自汗，气奄奄勿属，医作伤寒治，发表退热而益剧。项诊其脉，阴阳俱沉细且微数。以补中益气进之。医曰：

表有邪而以参芪补之，邪得补而愈甚，必死此药矣。项曰：脉沉，里病也；微数者，五性之火内燔也；气不属者，中气虚也，是名内伤。《经》云：劳者温之，损者益之。饮以前药而验。（俞震《古今医案按·卷一》）

按：据症状发热恶风自汗，看似为表证，但气息奄奄，为气虚外感无疑，参以脉象，可知沉细为里之气血两虚，微数之脉为阳气虚弱，无力之脉愈虚愈数，此为内伤发热，或为内伤气虚而兼风邪袭入，宜用东垣补中益气汤甘温除热。

关于本案中的发热恶风自汗是气虚还是外邪犯表的问题值得讨论。

有人可能会问，脉浮为表，脉沉为里，本案为脉沉，所以应当不是表证。仅凭脉沉来否决表证，是不够的。如外感风寒表证，因寒主收引，也可呈现沉脉，所以表证不见得一定是浮脉。

从症状上来说，发热可以有很多种原因，有外感也有内伤，外感发热多为营卫为外邪所阻郁而化热，且多有恶寒一症。内伤病中，发热也是常见症状，如里实热证可见发热，里虚也可见发热，如气虚发热、阳虚发热、阴虚发热、血虚发热以及气阴两虚或者气血两虚等，只是伴随着气虚、阳虚、阴虚、血虚等各种症状，其中阳虚、气虚发热是因阳气亏虚而不能固敛，虚阳浮越；阴虚发热、血虚发热是因血虚而阳气无以依附及阴虚不能收敛阳气。那么，是否外感发热与内伤发热的鉴别点在于是否兼见恶寒呢？也不一定，因为气虚不能固表，所以阳气亏虚的发热也常常伴有恶寒症状。本案当中具有恶风，恶风可以理解为恶寒之轻浅者，所以发热恶风既可能是外感病，也可能是阳气亏虚者。至于自汗，既可见于外感营卫不和的表虚证，也可见于气虚不能固摄之虚汗了。

因此，能够用于鉴别的要点只有两点：一是运用发汗解表法后病情不仅未减轻，反而加重，说明外邪非本案主要的因素；二是脉象细且微数。前者易于理解，后者是临床上辨别脉象的关键点，即凭脉辨虚实。基于这两条，我们可以判断本案为气虚导致的发热自汗恶风，故以补中益气汤大补元气，甘温除热而病愈。关于气虚出现发热恶寒等类似外感症状的现象，除了上述所说气虚失温则寒，虚阳浮越则热以外，还存在着正气亏虚不能固表，外邪乘虚而犯表的原因存在，此时为本虚标实之证，以本虚为主。补中益气汤中人参、黄芪、白术益气固本，小量柴胡、升麻既可升发脾之阳气，也可助阳气以发汗解表，故无论有无外邪均可用补中益气汤治之。

3. 两关脉沉滑

古代名家医案

> 吴九宜先生，每早晨腹痛泄泻者半年，粪色青，腹膨脐，人皆认为脾肾泄也。为灸关元三十壮，服补脾肾之药皆不效，自亦知医，谓其尺寸俱无脉，惟两关沉滑，大以为忧，以人言泄久而六脉将绝也。予为诊之曰：君无忧，此中焦食积痰泄也，积胶于中，故尺寸脉隐伏不见。法当下去其积，诸公用补，谬矣！渠谓：敢下耶？予曰：何伤。《素问》云：有故无殒亦无殒也。若不乘时，久则元气愈弱，再下难矣。以丹溪保和丸二钱，加备急丸三粒，五更服之，巳刻下稠积半桶，胀痛随愈。次日六脉齐见，再以东垣木香化滞汤，调理而安。（明·孙一奎《孙一奎全书·孙氏医案》）
>
> 按：本案之脉诊有两个作用，一是定位，二是定性。

　　根据两关脉沉滑，可知病位在中焦（脾、胃、大肠），结合临床以腹痛泄泻为主，且腹部膨满，可知病位主要在胃与大肠。而前医仅据久泄之病史，推断病位在脾肾，是有误差的。

　　又据两关脉沉滑，也可知其病性属实。为何尺寸俱无脉？是因中焦气机为邪气所阻，不得通达于上下，故仅见关部滑而有力，而寸尺无脉。这种无脉表现，仅见于实邪阻滞极其严重时才可出现。也正说明本案之腹痛泄泻的病因，是实邪蓄积日久且盛造成的，不通则痛。由于邪气极盛，急需当头痛击、猛攻才可以疏通气机。前医以虚损辨治，补益脾肾则更增气机阻滞，故久治无效。

　　脾胃、大肠之气机阻滞，多与食积有关。食积日久，腐败而为痰湿，故此泄泻具有胶结难愈的特点，即虽泻而邪气难尽；又因食积与痰湿浊气均能阻滞气机，故以胀痛为主。滑脉与食积、痰湿等病因相关。

　　又腹痛腹泻发生于早晨，这种有时间规律的病症，应考虑五运六气的因素，有两种病证值得鉴别：一是按照每日时辰与脏腑经络的关系，按照子午流注规律，寅、卯、辰三个时辰（即从凌晨 3 时至上午 9 时）分别对应肺经、大肠经、胃经，此时胃与大肠经气旺盛，与胃肠中积滞相争，故痛而下泻。二是应考虑《伤寒论》之欲解时，"厥阴病欲解时，从丑至卯上"，即在此时段加重或缓解的病症，可以考虑为厥阴病，如临床常见"五更泻"也可在凌晨 3 时时分发生泄泻，常为四神丸的适应证，四神丸由肉豆蔻、补骨脂、五味子、吴茱萸组成，肉豆蔻温脾涩肠、补骨脂温肾止泻，五味子酸敛涩肠，吴茱萸则为温肝散肝，即有脾、肾、肝阳虚寒者即可考虑四神丸方证；

当然厥阴病常见者也有乌梅丸方证，寒热虚实错杂以虚寒为主者可考虑，具体当再细辨。就本案来说，因脉滑与腹胀满均为实证，故可排除伤寒之厥阴病。

遵《素问》"有故无殒亦无殒也"之旨，应急下猛攻之，否则养虎为患，日久必延误病机，病情由实转虚或虚实夹杂，攻补两难措手，变成坏证。

孙氏以备急丸攻下大肠之积，保和丸化胃中之积，泻下后胀痛立愈，次日六脉齐见即证明诊断治疗无误。但虑及湿滞之邪久稽肠胃，仍以东垣木香化滞汤调理，此方行气化湿导痰，通行气血以恢复胃肠功能。

4. 脉沉弦

当代名家医案

　　患者男性，44岁，感冒后咳嗽4个月，多发生于夜半或穿衣脱衣时，咳呛连声夹泡沫痰少许，痰出则咳缓解；舌红，苔薄黄干，六脉沉弦。初诊治以百合固金汤加减，服1剂后病转增剧，二诊时舌转水滑，咳声重浊，改为温肺化饮法，以小青龙汤治疗，1剂咳大减，3剂愈。（宋兴《陈潮祖临证精华》）

　　按：咳嗽发于夜半或穿衣脱衣之时，与风寒有关。咳时气息奔涌，连续呛咳，似与肝气犯肺相关。咳泡沫痰少许，咳出时方止，舌红，苔薄黄少津，似为阴虚肺燥之证。在寒热疑似之间，陈老以肺阴虚燥咳论治，用百合固金汤加减治疗，但结果反而加重，说明此方向是错误的。后按水饮停肺论治，改服小青龙汤而显效。

本案初诊失误的原因主要在于未能脉症合参。若以脉为中心进行辨证，则不会出现大的错误。患者脉沉弦，说明寒饮凝滞于肺致咳。若能以脉解症，一些疑似之症皆可迎刃而解：夜半为寒，穿衣或脱衣均易受寒，外寒加重内寒，故此时咳嗽加重；咳时气息奔涌，是寒痰阻塞气机，气不得散，肺气壅塞而致肝气不得舒达，致肝气上冲；若泡沫痰如胶黏状或飞絮状，则为阴虚之痰，若泡沫如稀水样，入地即化则为寒饮之痰，本案中即是后者，咳泡沫痰即稀痰，正是寒饮停肺的明证；舌红苔薄黄少津，为寒饮郁而化热，气血不畅，津不上承之象。以百合固金汤滋阴后增加了寒饮，故服后咳嗽加重，舌象转为水滑舌。二诊时以寒饮辨证，改小青龙汤治之，能解决以上病机当中的各环节：小青龙汤外散风寒，内化水饮，可宣降肺气，通调水道，故寒饮可去，其中白芍、五味子可敛肝气，缓解因肺气郁闭而致肝气不得疏发之连续的呛咳。而其中的生姜、细辛、桂枝可温通气血，治疗因气血郁滞所致之舌红、苔黄乏津。

古代名家医案

大方伯张七泽夫人，谷食不安，小便不禁。余曰：六脉沉迟，两尺益甚，水泉不藏，转输违度，是衰火不能生弱土也。以理中汤、八味丸并进，再剂而验，十剂而瘥。（明·李中梓《李中梓医学全书·里中医案》）

按：小便不禁即为遗尿，其病因病机有肾虚无力固涩，中焦气虚不能固下，或肝经湿热下迫等，须结合临床表现具体分析。患者谷食不安与小便不禁并见，其病位涉及脾胃，但仅根据这些症状很难辨清病性的虚实寒热，唯有凭脉辨证。

六脉沉迟，两尺益甚，说明病证整体为阴证，即虚寒证，而以肾阳气虚为重。由此病机来理解以上病证，即可得到清晰的思路：肾阳气虚，肾火不能生脾胃之阳气，故饮食减少，肾阳虚而不能固摄小便，故小便不禁。治当脾肾双补，温补脾阳以理中汤，温补肾阳以八味丸。原案为"汤丸并进"，并非理中汤与八味丸两个处方合并为一方，而是汤即是汤，丸即是丸。汤与丸并用的方法，在古人的医案中常见，既有同服的方法，即以汤药送服丸药，也有先后服用的方法，即分为上午、下午或饭前、饭后等不同的方法。本案当为以汤送丸的方法。虽然这种服法的实际功效和起效机制尚待进一步研究，但对我们对于医理的理解尚有一定的启发：汤者荡也，取其吸收迅速，起效快；丸者缓也，取其吸收缓慢，起效虽慢而有延迟效应。患者脾胃虚弱，若两方合用作汤内服，因方药较多，不利于药物吸收，以汤送丸，则理中汤中健运脾胃之药先发挥作用；随后才能有效地吸收八味丸。

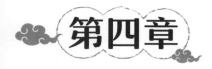

第四章 脉数的多少

一、脉象

1.定义

脉来迟慢，一息不足四至。

2.歌诀（《濒湖脉学》）

【体状诗】

迟来一息至惟三，阳不胜阴气血寒。

但把浮沉分表里，消阴须益火之原。

【相类诗】

脉来三至号为迟，小快于迟作缓持。

迟细而难知是涩，浮而迟大以虚推。

三至为迟，有力为缓，无力为涩，有止为弦，迟甚为败，浮大而软为虚。

黎氏曰：迟小而实，缓大而慢。迟为阴盛阳衰，缓为卫盛营弱。宜别之。

【主病诗】

迟司脏病或多痰，沉痼癥瘕仔细看。

有力而迟为冷痛，迟而无力定虚寒。

寸迟必是上焦寒，关主中寒痛不堪。

尺是肾虚腰脚重，溲便不禁疝牵丸。

迟脉主脏，有力冷痛，无力虚寒，浮迟表寒，沉迟里寒。

3.脉象示意

见图4-1。

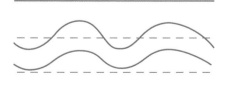

图4-1　迟脉脉象示意

迟脉是指脉率较慢，一息三至为迟，低于正常脉率，脉搏持续在每分钟60次以下。一时性的脉搏过缓不属于迟脉。

我们知道脉率与心率一致，极少数的特殊情况下心率脉率不一致。因此可以认为心率等于脉率。但是为什么在《金匮要略》中却说："寸口脉沉而迟，关上小紧数"，寸迟而关数，有同一手的脉象有迟脉与数脉之分呢？难道同一只手上动脉不同位置的搏动频率会有不同吗？

这就牵涉脉率的两个内容，脉之迟与数，多数是以脉率的快慢作为标准，跳得慢的为迟，跳得快的为数。但还有另一层意思，即不是以脉跳的次数作为判断标准，而是以脉之搏动的起落速度来作为判断标准，若起落（又可称为来去）皆迟慢，即可称为迟脉，反之则称为数脉。

对脉之起落的体察是有条件的，即非所有的脉搏都能察知其起落，只有那些脉幅较大的脉象才可以感知一起一落的区别。脉搏弹起来时有个速度，脉搏落下去时也有个速度。有的脉搏是起来很慢，落下去很快；有的脉搏是起来很快，落下去很慢；还有的脉搏是起来下去均比较慢，这样的脉搏才可称为迟脉。

5.分类

迟脉如上所述，主要有两种类型的迟脉：一类是以脉率作为判断标准；另一类是以脉之起伏的速度作为判断标准。这两种迟脉的意义都是一样的。

6.鉴别

迟脉与涩脉相鉴别。二脉均具跳动缓慢的特点，也均有纵向和横向两个方面的特点，应分别加以区别：从纵向来看即为血流从心脏沿上臂走向手指的方向，正常情况下，寸关尺三部脉出现的顺序是先见尺脉，后见关脉，最后见寸脉，这三部的脉搏间隔很短暂，不细心体察的话，多认为三部的脉搏是一起同时跳动的，其实仔细体会还是有稍微的时间间隔的。迟脉与涩脉二者在这个因素上加以比较，迟脉只是显得脉率较正常脉象要慢一些，三部脉之间的时间差是略有一点儿，而涩脉的脉率也会稍慢于正常脉，但三部脉之间的时间差是比较明显的，这充分显现了涩的含义即"不流畅"。从横向来看，即是指从脉搏的起落特点来看，正常脉搏的起伏都有一定的幅度，涩脉在上下起伏时有一种不畅的感觉，基本上包括三种情形：第一种是起来和落下时都有一种不畅快的感觉；第二种是起来时较为流畅，但刚碰到我们的手指即迅速回落，消失不见了，让我们只能体会到脉搏起来的形象，而不能体会到脉搏下去的形象；第三种是脉幅很小，似乎脉搏在起来和落下时都受到了极大的阻力而不能顺畅地跳起来，而被挤压在中间很窄的空间里，此时也可形容为细涩。而横向意义上的迟脉，其脉率可慢，也可以正常，在这个脉搏上下的起伏中，均不具有涩脉的这三个特点当中的任何一个，它的主要特点是：起来和落下都显得缓慢。当然这种迟脉上下的幅度一般都不小，我们才能细心体察出上下之间的感觉。

迟脉与涩脉的区别可以总括为两点：纵向上，迟脉三部脉之间没有延迟感，涩脉则有较明显的延迟；横向上，迟脉起落幅度较大，来去皆慢，涩脉脉幅较小，起来较慢下去较快或者起落均慢。

迟脉要与缓脉相鉴别。缓脉为一息四至，较迟脉一息三至稍快，但比正常脉要稍慢。此外缓还有另外一层含义，即非缓慢之缓，而是缓怠之缓，即脉有来去怠慢的感觉，来去皆感觉到慢悠悠，懒洋洋的。造成这种感觉的原因在于两点：一是脉管比较弛缓（即松弛）；二是脉内容物较为松软。而单纯的迟脉并不具备这两点，即迟脉并不强调脉管和脉内容物两方面的特点，而主要强调的是速率快慢问题，包括脉率和脉搏起伏的速度。

迟脉要与虚脉和弱脉相鉴别。虚脉和弱脉，都是感觉脉搏跳动无力，一般而言虚是偏浮而无力，弱是偏沉而无力。而迟脉主要是脉率和脉之起伏的速度减慢。二者不难区分。李时珍在相类脉的描述中言"浮而迟大以虚推"，实际上并非二脉的鉴别描述，当指浮而迟大之脉的机理为虚证，将在下文具体讲述。

7. 形成机理与诊断意义

（1）迟脉兼无力为虚寒　迟脉多属寒，但无力为虚，所以多为虚寒。即阳气虚弱，阴气内盛，气血凝滞，而出现脉迟而无力。此时四诊合参，当有身冷畏寒、四肢厥冷、大便溏薄、小便清长、面白神疲乏力、舌淡苔白润等症。

阳气虚日久可伴有阴血虚弱，可呈现气血两虚的状态，气血不足，脉道不利，即可出现细涩脉，也就是迟而无力且细涩的脉。此时除上述里虚寒证的证候外，还常兼有头晕心悸、肢体酸软麻等血虚之症。

此时兼现涩脉时要考虑血虚是否兼有血瘀之证，如阳气虚弱而寒凝血瘀，应观察其舌质和爪甲等处是否兼有淡紫之色。

（2）迟脉兼有力为寒湿之邪阻滞　寒湿之邪实为两种邪气，即寒邪与湿邪相夹，寒主收引，湿阻气机，二者相合则更能阻滞气机。此时因阳气并不虚损或者虚损不严重，主要是邪盛造成的迟脉，故脉迟而有力。此时常有肢体酸楚困重或冷痛、阴雨天加重等风寒湿痹的证候。

因寒邪凝滞收敛，故不论是表寒还是里寒，均可导致沉脉，此时可为沉迟有力脉。此时四诊合参，若有恶风寒、鼻塞、喷嚏、头身疼痛等表现，则可辨为表寒证；若有腹部冷痛、大便溏薄、小便清长、恶寒喜暖等症，则可辨为里寒证。

阴寒之邪凝滞气血，可导致气滞血瘀，所以可伴有沉紧、沉弦或沉涩。沉紧或沉弦均与寒凝气滞相关，紧或弦均为紧张之象，表明气机郁滞；涩脉为气滞血瘀之象，故沉涩与血瘀有关。此时四诊合参，当有舌质瘀斑瘀点、口唇青紫或肢体冷痛等寒凝血瘀之症，一般不出现阳虚之神疲乏力、少气心悸的证候。

沉、弦、紧、涩可以同时出现，因为寒凝、气滞、血瘀的病机可相兼出现。

单纯的湿邪多导致缓脉，但也可导致迟脉。若湿邪较重，阻滞气机很重时，也可出现迟缓脉。此时四诊合参，可见有身体困重、头目昏沉、胃脘痞闷、大便黏滞不爽、舌体胖大、苔白腻而黏等症。

（3）单纯的阴血虚也可出现迟脉　因阴血不足，脉道则枯涩不利，血流不畅，则可出现迟脉，但必兼有迟慢而不流畅之感，可描述为迟细涩脉，即脉管细小，且脉之起伏幅度要小于正常，并可同时兼有寸关尺三部脉有先后起落之感。

此时四诊合参，常见肢体易于麻木、酸痛，女子月经量多见减少或经期延后或闭经，而面色、舌常为淡白略暗。

若为素体阴血虚之人感受外寒，出现表寒证，但有沉迟脉，即使应发汗解表散寒，也当在解表的同时补其津血，可应用《伤寒论》之桂枝新加汤治之。

（4）热邪内结可致迟脉　热邪在里，可以蒸腾气血于外，表现为洪大脉或偏浮的脉，但如果热邪过亢，郁结于内，可以阻滞气机，反而不会表现为浮脉，可以表现为沉迟脉，同时会感受到躁数翻腾不已之象。这是气血为热邪所郁闭和蒸腾的结果。如《伤寒论》所论阳明里实证中的实热便秘证即为脉迟而躁数，可用承气汤攻下泄热逐实。

（5）痰饮水食和瘀血内阻均可致迟脉　痰、饮、水均为阴邪，阴邪易郁阻气机，造成血脉流行不畅，故可见迟脉。若为痰邪郁阻于内，可见脉沉滑；若为水饮郁阻于内，可见脉沉弦。宿食和瘀血内阻气机也同样会造成迟脉，宿食导致腹痛者，常可见脉沉弦或沉紧，宿食阻滞气血极重者也可表现为沉细涩脉，瘀血内阻气机多表现为沉涩脉。

当然以上各种邪气也可与热邪相兼，由于热气的怫郁作用，则更易郁阻气机而现脉沉迟而细。

（6）虚阳浮越或阳气暴脱　虚阳浮越与阳气暴脱类似，均为在阳气虚极的前提下出现阳气欲脱离人体的现象，其中虚阳浮越侧重于阳气虚浮向外，如身体冷而面色红赤，或口咽干燥、口舌赤烂等，而阳气暴脱侧重于在阳气虚弱的基础上突然出现冷汗淋漓、脉微欲绝的虚脱之证。

在长期虚损的基础上，会出现阳气浮越于外。这种情况下可出现脉浮而迟。如《伤寒论》第225条说："脉浮而迟，表热里寒，下利清谷者，四逆汤主之。"里寒为阳气虚寒，表现为下利清谷，表热为虚阳浮越，故脉浮而迟即为里之阳气虚极而阳气浮越于体表。此时脉虽浮迟，若重取必空虚无力，尤其尺部脉空豁无根。

在热证持续时，会出现壮火食气的现象，也可消耗阳气和阴血，最终出现阳气暴脱。里实热证中常可出现"阳盛格阴"的现象，即生理情况下阴阳调和，但病理情况下阴阳呈离决之势，特别是由于阳热盛于里则可格阴于外，即阳热之气郁闭于内，阴血和阴液则为阳气所格拒而外越，临床上常表现为胸腹灼热，而四肢厥冷，耳尖冷，手指青紫甚至面色发青。这种阳热在内，阴寒在外的现象，如果持续下去，可以出现壮火食气的后果。壮火食气，是指胸腹内脏之热邪亢盛，导致代谢过度旺盛，而消耗人体能量，最终损伤心肾之阳气，严重的可在一两天左右的时间内，患者突然出现冷汗淋漓，胸腹冷而脉浮迟大或脉沉迟无力。此为阴阳离决之实证转为阴阳离决、阳气暴脱。

对于虚阳浮越多有一个慢性过程，对于阳气暴脱多为急性变化，慢性过程在临床处理时相对容易，急性变化往往令人猝不及防。这就要求我们医生善于从脉象等四诊的微妙变化当中及时见微知著。单就脉象而言，笔者体会，急性实热证中，若见脉虽洪大有力，但重按时略显无力之时，即为由实转虚的过渡阶段，应保持高度警惕。除前述阳盛格阴证会再现急性的阳气暴脱外，还可见于阳明实热证（气分证）中，持续高热不退也会突然出现阳气暴脱证，此时会由全身高热突然变为体温骤降，全身冰凉、四肢厥冷，如何去提前预测？可从脉象和症状两方面体察：一是脉象浮滑数但有来盛去衰之象，即浮按有力，重按底力不足，二是患者虽表现为身热喜冷，但有背微恶寒或恶风以及渴饮的表现，均表明阳气已有虚馁的征兆，应在清泻实火的同时适时加入补阳气的药物，如《伤寒论》中白虎加人参汤证即为此例。

（7）寸关尺脉的迟分别与三焦相关 脉率与心率一致，三部脉之脉率只可能一致，所以寸关尺三部脉若有迟数之分，则其含义非指脉率，而是指脉之来去起伏之势。

脉搏跳起和落下的速度减缓亦为迟脉的一种，寸关尺三部脉每部皆有可能出现此现象。

寸脉迟者，多为上焦气机郁滞，可为寒邪、热邪、气滞、血瘀、痰火、食积等郁滞于上焦。此时必沉按之有力，但若沉按之无力者，则为阳气亏虚。寸脉迟者，也可为中下二焦邪气阻滞或正气不足，清阳不升所致，此时必诊关尺脉之有力无力，并结合四诊情况以资综合分析判断。同理，关主中焦，尺主下焦，关或尺脉的沉迟有力可能为中焦或下焦的气机郁滞，气机郁滞的原因也可以为寒、热、痰、气滞、瘀血等，而沉迟无力多为气虚，具体诊断时仍离不开四诊合参。

（8）正常人 除以上病理性迟脉以外，还有生理性迟脉，即在冬季脉象偏迟，或者那些长期进行体育锻炼的运动员及经常从事体力劳动的人们会出现迟脉，这反映了心脏功能的强大，在中医看来是心气充沛，气血充足的表现。

二、临床应用

【作者医案】

患者，男，2019 年 3 月 18 日诊，以胸闷为主诉，单位体检结果表明心动过缓，心率每分钟 50～60 次。中等体型，面色淡白无华，食纳、睡眠均可，二便调。稍有精神疲乏，舌淡红胖大，苔薄白腻（图 4-2）。脉迟缓乏力。

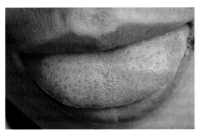

图4-2 舌淡红胖大，苔薄白腻

心动过缓与脉迟缓相一致，不以西医病名来考虑，从中医角度来看，属少阴阳虚寒湿郁阻所致。予麻黄附子细辛汤加苍术、薏苡仁：炙麻黄 10g，制黑附子 15g，细辛 6g，炒苍术 15g，炒薏苡仁 30g。7 剂，每日一剂，分 3 次饭后半小时服。

复诊：药后心率提升到每分钟 68 次左右，胸闷已明显减轻。仍以上方加减调治。

本案之脉迟与寒湿凝滞有关，在处方上以麻黄附子细辛汤温散寒湿，同时以麻黄伍炒苍术，麻黄散寒，宣降肺气，以利水气，炒苍术健脾除湿，此为许公岩先生经验，以苍麻汤治疗水湿证，根据情况调整二药比例；薏苡仁可治胸痹，取薏苡附子散之意。

2. 沉迟脉

古代名家医案

朱，渴饮消水，日夜无度，自夏历冬。阅所服方，寒热互进，毫不一效。今饮一溲一，渴则饥嘈。明系肾阴竭于下，虚阳灼于上。脉转沉迟，沉为脏阴受病，迟则热极反有寒象也。思壮火销烁肾阴，肾液既涸，必引水自救。症成下消，急滋化源，迟则难挽，仿《易简》地黄饮子加减。生地、熟地、人参、麦冬、石斛、花粉、阿胶、甘草。服之效。又令服六味丸加猪脊髓、龟胶、女贞子、杞子、五味，去泽泻、茯苓。得安。（清·林佩琴《类证治裁·卷之四·三消论治》）

按：脉沉多为里证，所以原案中说"沉为脏阴受病"，即多为脏腑之病。迟为阴虚火旺至极而反而郁滞于内，导致气血运行迟滞不行。这种由阴虚而致火旺，火旺而致阳郁，阳郁而出现迟脉的情形，临床上较少见，值得我们研究。

本案脉象记录较简，没有描述脉象粗细及大小，一般来说，火旺者脉大而有力，阳郁者多为沉而躁数不安，阴虚者脉多细数，或兼有力或兼无力。由于脉象描述过简，导致我们不能进行细致的分析。因此也提示我们临床上在记录脉象时务必详尽，在指力上应有浮中沉的体会记录，脉形上应有粗细、长短、脉之流利度的记录等。

就本案来说，肾阴亏虚而虚火旺盛，变成壮火，壮火销烁肾阴而致饮一溲一，并伴有渴则饥嘈感。为何会出现饥嘈感？笔者认为，此为肾阴虚竭后，肝阴亦虚，虚风内动，肝木克伐胃土太过，而出现本症。或有人认为，温病中初则伤胃阴，久则耗肾液，胃阴与肾液相通，肾阴虚即可导致胃阴虚而虚火内动，出现嘈杂，此说也可以解释此症。但笔者倾向于认为前者，因饮一溲一之症，与渴则胃中嘈感，均是极其急迫之症，即具有肝之风象，案中所用方药既可滋肾阴，也可滋肝阴而息内风，可治饮一溲一和胃中嘈杂之急迫症。

第二节　数脉

一、脉象

1.定义

脉率增快，一息五至以上（相当于每分钟脉搏在 90 次以上）。

2.歌诀（《濒湖脉学》）

【体状诗】

数脉息间常六至，阴微阳盛必狂烦，

浮沉表里分虚实，惟有儿童作吉看。

【相类诗】

数比平人多一至，紧来如数似弹绳，

数而时止名为促，数见关中动脉形。

数而弦急为紧。流利为滑。数而有止为促。数甚为疾。数见关中为动。

【主病诗】

数脉为阳热可知，只将君相火来医。

实宜凉泻虚温补，肺病秋深却畏之。

寸数咽喉口舌疮，吐红咳嗽肺生疮。

当关胃火并肝火，尺属滋阴降火汤。

数脉主腑，有力实火，无力虚火。浮数表热，沉数里热。气口数实肺痈，数虚肺痿。

3.脉象示意

见图 4-3。

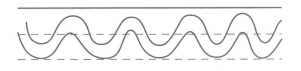

图4-3　数脉舌象示意

4.诊法

一般成年人每分钟的脉搏持续大于79次者又不超过120次者即为数脉。也有医生描述数脉时，将脉搏数超过120次也称为疾数脉，其实此时应称为疾脉。

但是对于婴幼儿的标准又据其年龄大小有所区别：小儿的正常脉象较成人的快些，婴儿每分钟脉搏120次，五六岁的幼儿每分钟脉搏90～110次均属正常，因此，婴幼儿的数脉应较这些脉率更快。由于婴幼儿脉率在指下感受性相对于成年人较差，故临床应用时，对于幼儿的脉诊多不从脉率上考虑，而从其粗细、虚实上考虑得更多一些。

以上是以至数而言的数脉，还有一种数脉，不是从脉率上加以定义的，而是从脉搏的起落速率上考虑。这与前述之迟脉的含义形成对照。如《金匮要略》中论述胸痹时说："寸口脉沉而迟，关上小紧数"，因为同一手的脉率与心率一致，不可能寸与尺的脉率不同，所以这其中的"迟"与"数"显然不是指脉率。这里"数"的含义具体是指：脉搏起落较快，诊脉者的指下会出现急数不静之感，或者躁动不安之象，即可判断为数脉，在这个意义上，有人称此种脉象为"躁数脉"或"不静脉"。在患者同一手的寸口脉上，有可能三部脉的起落速率不一致，可能有寸脉迟、关脉数，也可能有寸脉数、关脉迟或尺脉数、寸关脉迟等的差异。

5.分类

在脉率方面，我们仅针对成人的数脉加以粗略分类，作一程度上的描述：脉搏每分钟持续在80～95次，则为略数脉；脉搏持续在每分钟95～120次，则是数脉。

在脉之起伏速率上，我们也可将具有明显躁动不安之脉写成"数脉"，稍显躁动者称作"略数脉"。当然这种程度上的差异也可以用描述性的文字写成"躁动不安之脉"或"脉稍显躁动不安"。

6.鉴别

首先要区分小儿的数脉如何才算为正常，即脉次虽较成人为快，但按之必定有和缓之象，其脉管有柔和之象，脉力稍有圆滑之感，总体而言在脉力、脉体、脉之起伏等方面均感到柔和而有弹性。

数脉要与紧脉相鉴别。紧脉是来去拘紧，紧张感很强，这种紧张感主要体现在脉管左右前后的弹指紧张感。但数脉主要是来去急迫，是指脉率快速或者脉搏在上下往来跳动中引起的急迫感或躁动感。简而言之，紧脉体现在脉管的紧张度上，数脉体现在横向和纵向的运动速度上。

数脉与促脉相鉴别。二者在脉率上有相似之处，均为较快，但促脉是脉搏次数快，但数中一止，止无定数。

数脉与动脉相鉴别。动脉具有滑、数、短的特点，其脉主要在关位，少数在寸和尺脉者，其形如豆，厥厥动摇。因此动脉表现为"数"的特点上，应当包含了纵向和横向两个方面的数。同时，动脉还具有滑脉的如珠走盘的特点和三部脉不及的特点（脉搏主要显在关脉，而寸脉和尺脉常不显或者缩短）。

数脉与疾脉相鉴别。二者的区别主要在脉率的次数上。数脉一息五至以上，相当于每分钟脉搏在 90 次以上；疾脉一息七至以上，相当于每分钟脉搏在 120 次以上。

7. 形成机理与诊断意义

（1）数脉主热　火热邪气可致脉数。此热可有体温的增高，也可有体温正常但体内有热，多伴有身热、心烦、口渴等热性表现。数脉所主之热为实热之邪时，则为数而有力的脉。如果热邪伤阴明显，转为阴虚火旺，可见到细数有力。若属阴虚而无热邪者，多为细数无力。

（2）正邪剧烈斗争　正邪斗争，尤其是剧烈斗争时会引起数脉。若正气与热邪相争会出现数脉，其机理很容易理解，其本质为人体感受热邪，热迫血行。但正气与除热邪之外的其他邪气相争，同样也可以出现数脉，这个机理容易为我们所忽视。

正邪之所以可以出现剧烈斗争，其前提是正气强盛，主要是指气血充实。斗争的剧烈程度与正气的强弱相关，所以数脉之"数"，实际上为正气的力量体现，即气血充实时，为了有力地抗邪，于是调动潜力，加速运行，在脉率上较平时更快，在脉搏的起伏上显得更加急促有力，呈现躁动不宁之象。否则，若正气虚弱，邪气入侵后机体很难有力地抗击邪气，这种斗争不会很剧烈，因此不易出现数脉。

热邪侵犯人体可出现数脉，这是最常出现的现象，但寒邪、湿邪等阴邪伤人后，也有可能出现数脉，其具体机理如下。

寒邪主收引凝滞，感受寒邪后可呈现脉紧或弦或沉，为寒主收引脉管的作用所致，但若正气强盛，体内正气欲将邪气向外推出，脉管向外绷急，与寒邪向内收引这两种力量都很强盛的前提下，脉管会有躁动不安之象，即脉之起伏有力而快速，显出"紧数""弦数""沉数"之象。

一般来说，寒主收引也会使血液循环减慢，脉率减少而出现迟脉，但若人体正气强盛，特别是阳气充足时，所产生的阳热之气会本能地加速向外运行，欲排出外邪，故寒邪初入人体可能会脉迟，但不久之后脉率即变快。临床上可见到一些体质较强的人感受风寒后，在恶寒的同时会出现高热，脉率加速，常表现为浮紧数脉。其脉浮说明邪气在卫表之处，恶寒为寒邪郁滞在表之卫阳，卫阳不得温煦机体所致，发热是在表的卫阳与在表的寒邪剧烈斗争时产生的热量，此热势的高低与人体阳气的多少相关，即阳气越旺则热势越高，客观上可以用体温高低来衡量。也可以这么理解：在外感风寒表证中恶寒与发热并存时，发热的体温越高则表明体质相对较好。除寒热以外，还常有无汗及头身疼痛等症状。因其为寒邪，所以表皮毛孔常为其收敛而无汗，在表之经络受到寒邪收引而有剧烈的头身和肢体疼痛感。

这提示我们对于风寒表证的治疗只需因势利导，运用辛温发汗解表类中药，帮助阳气将寒邪从体表驱逐体外即可，而决不可以用寒凉清火剂遏制阳气，打压正气。服药发汗之后，没有寒邪郁滞阳气了，阳气可畅流于周身，则发热可退，脉数可解。

阳气与湿邪相争也可引起数脉，如脏腑之里有湿邪时，也会郁遏阳气，导致阳气郁而化热出现数脉。如三焦之元气为湿邪所阻，人体可出现寒热往来的表现。其机理是：湿邪进入三焦焦膜之处，则阻滞腠理之处，使三焦阳气郁滞于体表而发热，但三焦是表里出入的通道之一，外接肌腠，内连脏腑，当湿浊之邪气无法从体表外达时，又可内入于三焦之腑，阳气也随之入内而体表恶寒，呈现出时寒时热的交替发作，在发热时脉象即可出现数脉。此时即可按中医的少阳证辨治，常可用柴胡类处方加减治疗，如小柴胡汤最为常用。

此外，在外感疾病中，正邪剧烈斗争时会出现战汗的现象，即恶寒战栗而后汗出，此时若阳气胜于邪气，则脉率和脉之起伏速率均可加快，这是机体调动人体能量以便出汗的征象。

（3）正气虚弱　正气虚弱也会导致脉数，这是因正气不足则心脏需要增加跳动的次数以满足人体需要。

数脉主虚证，一般是越虚越数，在亏损严重甚至亡脱时，数脉即可变为疾脉。数脉所主之虚证可以是阴虚、阳虚、气虚、血虚四者之一或者同时兼有。其机理在于，虚阳不能潜藏，阳气浮动，或者阴虚不能敛阳，阳气浮动，或者血虚不能敛阳，阳气浮动。特别是心之气血不足时更易出现数脉，如心气虚弱无力推动血行时，则加速跳动以代偿人身的需要。

由于正气虚弱导致的数脉时，可兼有发热症状，也可不兼有发热的症状。发热之症即为阳气浮动向外的表现，如前所述，阳气亏虚而不能收摄、阴血亏虚而阴不敛阳均可造成阳气浮动向外，故均有可能出现发热之症。此时可称为虚热证。这种虚热证多为低热，但有时也可为高热。无论气虚发热、阴虚发热、阳虚发热、血虚发热，其脉象都可表现为脉数而重按之无力。

当临床症状在实热或者虚热之间疑似不定时，以脉诊来定其虚实很客观。根据我们的经验，即使高热烦躁、嗜冷、颧赤、脉洪大而数，看起来是实热证，但脉沉按无力，而且舌质淡嫩，即属虚寒证，当用温补，引火归原，临床上多可应用肉桂、附子、人参、干姜等药；再如患者贫血严重而表现为心慌、气短、无力、头晕、舌淡、唇甲色淡等一系列阳气虚弱的症状，同时伴有发热、出血、瘀斑等，脉洪数有力，而且脉沉按也有力，即可将其诊断为实热证，用清热凉血药治之，一般都会随着脉的逐渐和缓，出血倾向渐止，贫血症状亦随之改善，所用药如黄芩炭、焦栀子、黄连、黄柏、生地黄炭、犀牛角（用水牛角代替）、牡丹皮、赤芍等清热凉血泻火之品。

（4）肺病深秋之季脉数为病情危重　此出于《濒湖脉学》"肺病秋深却畏之"一语，可作为临床参考。数脉主热，肺病有热可为火热之邪耗伤阴液。肺气旺于秋，秋季其气肃杀，火气当敛，肺气可得秋气时令之助而御火邪，数脉当平，但现在脉仍数，说明肺热之盛毫不减轻，所以说病情危重，令人担忧。

（5）三关之数的意义　寸数而有力者多为上焦有热，上焦相关的脏腑有心与肺。右寸数者多为火热犯肺，可致咽痛、头晕、头痛、目赤、鼻衄、咯血等。肺气上逆而咳喘，严重者可导致热迫血妄行，咯血鲜红甚至肺中脓疮、咳吐脓血腥臭痰等。左寸数者多为心经火热亢盛，可见心烦、心悸、失眠多梦或口舌生疮等。寸数无力者则属虚火上浮，可以为心肺气虚或气阴两虚而虚阳不敛所致，如神疲乏力、少气懒言、呼吸气弱，但常有咽痛而微肿不红、口舌生疮而色白等虚火症状。

关数而有力者多为中焦有热，常见的有肝胆脾胃之火。左关数为肝胆有热，右关数为脾胃有热。关数而无力者多为中焦虚寒。

尺数而有力者多为下焦实热，包括下焦的大肠、小肠、膀胱热盛，或为热入血室，或为热邪闭阻经脉等。尺数而无力多为虚热，即肾虚，若为阴虚则多有相火妄动，肾阴虚多为细数无力，肾阴虚阳浮多为浮数无力或动数无力，肾阳虚多为虚数无力。

（6）正常人　部分正常人表现为脉略数。有两种情况。

一是很少运动者，健康水平偏低下，但又没有出现明显的疾病和不适感的。常见于心率较快之人，实际上体现了心脏功能水平略显低下者。

二是与一些人们的工作和生活的心理状态有关。如果长期处于快节奏的生活当中，身心都承受着巨大的压力，处于烦劳的状态，阳气就会上浮于外，即《内经》所说的"阳气，烦劳则张"的状态。这些人即使身心有些疲劳感，但由于思虑过多，很难静心去关照自己的种种不适感。此时由于阳气烦劳及心理持续的紧张兴奋感，均可使得脉象偏数。

这两类人都容易在过度劳累时出现心阳虚脱，于是产生当代所谓的"过劳死"，其实与心肾阳气耗散而虚脱有关。

如何预防这些正常人出现数脉之后猝死呢？我们要以脉象来预判：当他们的脉象虽数而尚感柔和时，是有胃气、有肾气的表现，如果突然变得浮大弦数而弹指时，即代表其生命处于危险之中了。此时，身体也会产生一些躁动不安的症状，如畏热汗出，心情烦躁，这是阳气不能秘藏的表现。

我们的判断标准是，是否出现了弦劲或硬而弹指的感觉，如果有则属病态，易出现阳亢化风甚至暴死。

二、临床应用

1. 脉沉细滑数

【作者医案】

患儿，男，3 岁。2019 年 4 月 25 日诊。自 1 岁时患支气管炎住院治疗后即患便秘，至今每隔 5 天左右大便一次，每次大便时必定呼叫腹胀痛，努责很久才下粗硬干结粪便一颗，色黑。现脾气急躁，个性偏执，在门诊现场时即表现得躁动不安。圆脸，体胖，面赤，身热，手掌心红点遍布，食少，睡眠不安，舌淡红，苔薄白，脉沉细滑数，有躁动不安之象。

本案从四诊来看均为实热证，但前医用清热泻火之小承气汤，通一次后又复发便秘，说明必有兼夹证。

脉症合参：脾气急躁为肝气郁而化火；腹胀满为大肠气滞；脉沉为病在里，滑脉与数脉均为热盛，细脉为正气已伤，结合饮食较少、舌质淡红，说明脾胃气虚兼阴液不足。处方以增液汤、枳术丸、四逆散合方治之：柴胡 10g，枳实 6g，炒白芍 30g，生白术 50g，生甘草 3g，玄参 10g，麦冬 15g，生地黄 15g，枇杷叶 10g，杏仁 8g。5 剂。

服药后当晚矢气频频，并未大便，次日早晨顺利解出质软色黄的条状大便，其后每天早上大便均较畅通。停药后一周未复发，但停药两周后又复发，复以前方续服两周，便秘未再复发。

2. 脉数

古代名家医案

一人年十五，色黄悴，十二月间，忽呕瘀血一二碗，随止。当请小儿科丁氏调治，肌体尚弱，常觉头晕。近乎三月间，天热行路，出汗逾日，又少费力颇倦，日仄顿然昏晕，不省人事，手足扰乱，颠倒错乱，将一时久方定。次日亦然，续后每日午时前后，如期发一次，近来渐早，自辰至午，连发二次，渐至三四次，比前稍轻，发时自下焦热，上至胸壅塞，则昏晕良久方苏，始疑是疟和痫。医云火动，又云痰症，用牛黄丸以竹沥、姜汁磨服二次，共四丸，又与煎药多清痰火之剂。服后每日只发一次，止则汗多，口干，食少，身热时多，凉时少。予脉之，皆浮虚洪数，不任寻按，坐起则觉略小，亦不甚数。脉书曰数脉所主为热，其症为虚。三日后再诊，左脉小而滑，右脉大而滑，独肺部浮软，按之似蛰蛰有声。与昨脉不同者，虚之故也。因取参、芪各二钱半，远志、山楂、川芎、黄芩各七分，天麻、茯神、麦门冬各一钱，甘草、陈皮各五分，归身八分，白术一钱半，煎服十余帖，而病不复发矣。（明•汪石山《汪石山医学全书•石山医案》）

按：本案症状复杂多变，应结合病史、症状及脉象，方能理清病机。

六脉皆浮虚洪数，不任寻按，说明虚证为主，可能兼夹有虚热上冲。浮与洪，说明上冲之势较猛烈，可能伴有风象。以此脉提示之病机分析四诊如下。

患者最初因呕血一二碗而患本病，且其平素面色黄而憔悴，故知脾胃素虚，呕血发在十二月间，可能为寒邪扰乱脾胃，气机郁而化火上迫。呕血自止后，可能胃中会留有瘀血。虽经医生调治，但机体仍弱，常有头晕，此为脾胃虚弱而气血不得上荣于头面所致。

后又于三月间感受热邪，汗出过多而更伤津耗气，导致身体困倦及昏晕，说明患者以虚为主。继而每日均于午时前后定时发作昏晕，后又转至每日辰至午时发作，从运气学角度来分析，可知本病与太阳病、少阳病均有关系（少阳病欲解时为寅至辰上，太阳病欲解时为巳至未上），为何此时发作？因人体阳气虚弱，无力抗邪外出，必于上午至中午借助天阳之气旺盛时，鼓舞人体正气以奋力一搏。发作时有热气从下焦上升入胸膈之间，提示为脾经之热，此时的热当为"阴火"，其产生机制可参考李东垣的论述，本案为脾胃土虚，土不能伏火，虚火上冲并化为风，昏晕即为风之象。

前医见发病有定时而发的规律，诊为疟和痫病，从痰火辨治，以清热化痰之牛黄丸加姜汁、竹沥汁等治之，服药后发作次数减少，是脾胃之阴火为寒凉药抑制而稍有所减，但寒药伤气，燥药伤津（化痰药之半夏其性燥烈）故又增加汗多、食少、口干等症，即气阴两伤之病机。

综合上述，当前主要病机是脾胃气津两虚，阴火上冲，虚风内动。故治以补益脾胃气阴，泻阴火，定惊安神息风。处方以人参、黄芪、白术、甘草补益脾胃之气，麦冬滋脾胃之阴津，远志、茯神安定心神，黄芩泻阴火，山楂、川芎、当归、陈皮调和气血以助脾胃的运化，天麻平息欲动之肝风。

第三节 疾脉

一、脉象

1.定义

一息七至以上，脉来急疾（每分钟 120 次以上）。

2.歌诀（《诊家正眼》）

【体状诗】

疾为急疾，数之至极，七至八至，脉流薄疾。

【主病诗】

疾为阳极，阴气欲竭。脉号离经，虚魂将绝，渐进渐疾，旦夕殒灭。

左寸居疾，弗戢自焚；右寸居疾，金被火乘。左关疾也，肝阴已绝；右关疾也，脾阴消竭。左尺疾兮，涸辙难濡；右尺疾兮，赫曦过极。

3.脉象示意

见图 4-4。

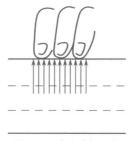

图4-4　疾脉脉象示意

4.诊法

成年人脉搏跳动的速率持续在每分钟大约 120 次，或者更快。疾脉快于数脉，脉搏急促，其中并无明显停歇。

5.形成机理与诊断意义

（1）**火盛热极**　疾脉产生的机理与诊断意义的第一点与数脉相同，皆是缘于火热之邪。只是火热之极时，才显现疾脉。疾脉往往提示热邪很重，多见于重症感染性疾病，诸如败血症、脓毒血症、大头瘟以及大面积烧伤等。因火热盛极时会伤及阴精，故应紧急救治，运用中药时必施以重手，大剂量的清热解毒泻火药方能有效，常用的方药有黄连解毒汤、大承气汤、葛根芩连汤、白虎承气汤等，也要及时配合运用西医西药相关的抢救措施。

此脉的判断要点为：火热所致之疾脉当属于实而有力之脉。

（2）阴阳亡脱 疾脉的第二个发生机理与数脉主虚的意义类似，但却不是一般的虚。临床的虚证一般分为不足、虚弱、亏损、枯竭、亡脱五种情况。"不足"是相比正常水平而言，仅是稍有一点儿虚，功能稍不足，但不一定有明显的症状表现。"虚弱"是指人体在功能和（或）物质上有明显的虚弱，常表现为机体功能明显的障碍，此时症状较明显。"亏损"则机体虚到十分严重的地步了，病症表现不仅明显，而且较严重。"枯竭"，多指阴血或肾精枯竭，也常伴随着阳气严重的亏损，此时的病症表现为病情危重，影响到了生命的延续，比如常见阴枯或阴血枯，此刻可见大骨枯槁、大肉陷下、眼窝深陷等症。"亡脱"则在虚损到了濒临死亡的地步，处于生命的末期，多在急性病的后期发生，或慢性病发展到终末期发生，此时也可理解为正在死亡发生之时，其症状表现较之枯竭更为急迫，如若抢救不及时则致立即死亡，具体表现如冷汗淋漓、气息微弱欲绝等。疾脉多在虚损到亡脱的阶段出现。

此脉出现的机理是：长期久病或急性耗损，肾中阴精严重耗竭，阴不敛阳，阳气上亢，因此常致身热如焚，烦躁不安，面色红赤，呼吸喘促不止，大便干结，小便量少或无，舌光红无苔或舌体干瘪皱缩，嘴唇干枯甚至裂口；由于阴液与阳气互根互用的关系，阴液耗竭必损及阳气，故有可能在上述亡阴的同时兼见有亡阳的症状，如冷汗淋漓，身热如焚转为身体冰冷，呼吸喘促转为呼吸气微等。若单纯的亡阴而阴不敛阳则虚阳上亢，内热推动脉搏加速而致疾脉，若阴损及阳，阴阳两亡时，阳气无力推动心搏，则心脏势必孤注一掷，调动最后的潜力以垂死挣扎，也可促使脉搏加速而成疾脉。总之，这是"阴阳离决"之势。

此时患者的救治已相当困难，九死一生，几无生机。当代社会背景下，临床上这类患者绝大多数经西医院抢救且多数抢救无效而亡，中医药很难介入相关的救治工作，因此很难探索和积累对此类疾病的治疗经验。已故山西名老中医李可生前运用纯中药成功救治过一些亡阴亡阳和危重症，具体经验见其所著的《李可老中医急危重症疑难病经验专辑》一书中，其主要经验是运用"破格救心汤"阴阳两补，收敛固脱。因其创制此方的方义，与我们探讨的疾脉为阴阳亡脱的机理甚为契合，故简介如下：此类患者为心衰重症，多有阳气衰微证，故用四逆汤，附子重用，从30g起步，可达100g，重者可达200g，炙甘草60g以监制其毒性，干姜60g以助附子温补阳气。同时因其阴液内竭，故加人参10～30g，以滋阴和阳，益气生津。因其全身衰竭，脏腑阴阳气血均欲离散，故加入收敛固涩精气之山茱萸60～120g，生龙骨、生牡蛎、磁石各30g。

如果在慢性虚损病中，阴精大虚至阴枯而有疾脉但还不至于出现上述之危象时，或者在上述危象经过抢救后得以缓解而脉象仍呈现疾脉时，我们可以采用填精补髓法治疗，特别需要用到血肉有情之品如阿胶、龟甲胶，或者鳇鱼肚胶等进行填补。

此脉的判断要点：正气将亡的疾脉，常兼有不足之脉，如弱脉、微脉、沉细微等，或脉来时有时无。

但也有判断较为困难的时候：疾而有力的脉属实证，实证刚刚转变为虚证之时，脉象的力量还没有马上变弱。此时要警惕也是虚脱之象，单凭脉诊已无法判断出来，一定要四诊合参，综合判断。

（3）疾脉提示疾病由实转虚的转折点　如前所述，脉疾可在火盛热极时出现，而火热极盛时必定伤及阴液，也能伤及元气，可能在热邪亢盛时出现气阴两虚的趋势，此时我们要谨防病情突然由实转为虚证，因此在治疗上不得不提前预防。

《伤寒论》214条说："阳明病，谵语，发潮热，脉滑而疾者，小承气汤主之。因与承气汤一升，腹中转矢气者，更服一升；若不转矢气者，勿更与之。明日不大便，脉反微涩者，里虚也，为难治，不可更与承气汤也。"此条所述"脉滑而疾"即见到滑脉和疾脉，滑脉与疾脉所主之证均可为里实热证，此时因热邪极盛，故症状上可见谵语、潮热、不大便（便秘）等。热易伤阴，此时虽不知是否有虚证之病机，但我们可用试探性治疗来诊断：先用小承气汤治之，若腹中转矢气者，则为实热证尚未转虚。但若不转矢气，仍有便秘，则不可再用小承气攻下，说明在热邪亢盛时已经伤及阴精，此时可见脉象由之前的滑脉、疾脉变为"微涩脉"，此处之"微涩"可理解为微微见到涩脉，也可理解为"微脉"和"涩脉"兼见，如为略显涩脉，即为涩脉所主之"伤精血少"之证，如为"微脉"则为阳气虚弱，与涩脉所主之"伤精血少"兼见，说明阴阳两虚。无论哪种情况，"里虚也"。因此时仍有热邪，又兼转为虚证，属虚实并见证，攻补两难措手，故说"为难治"。

此时的疾脉就有由实转虚的意思，不必等到真正出现涩脉之象就应提前预防处理。因疾脉既可代表热邪亢盛，也可代表正气欲脱，而热邪亢盛一定伤及阴精，故在治疗实热证时不能不顾及阴精的补养，这种病机为《伤寒论》所提出，只是在治法上告知我们要谨慎用药，如原文中提出用攻邪力量较小的小承气汤而非大承气汤，并密切观察用药后的反应。

后世温病学家们较之《伤寒论》向前发展了一步，明显提出：邪热伤阴后热偏重者可用护胃承气汤，见吴鞠通《温病条辨》之卷二第十五条："下后数日，热不退，或退不尽，口燥咽干，舌苔干黑，或金黄色，脉沉而有力者，护胃承气汤微和之；脉沉而弱者，增液汤主之。"邪热伤阴而阴虚重者可用增液汤，见《温病条辨》卷二第十六条："阳明温病，下后二三日，下证复现，脉下甚沉，或沉而无力，止可与增液，不可与承气。"邪热伤阴而气阴两虚者，可用新加黄龙汤，见《温病条辨》卷二第十七条："阳明温病，下之不通，其证有五：应下失下，正虚不能运药，不运药者死，新加黄龙汤主之。"此条正虚不能运药是指胃气阴两虚而不能消化吸收药物，故新加黄龙汤中既有人参养胃气，也有玄参、麦冬、生地黄等滋胃阴，即是此意。

笔者意见，若疾脉在虚实转折之间，除抓住上述攻补兼施的机会，及时运用温病家的经验以外，还要注意这种机会可能转瞬即逝，若已然转为阴阳两脱证，则不可固守攻补兼施之法，仍应以阴阳并补，收敛固脱为救治原则，即借鉴李可老中医的破格救心汤法治之。

此脉的判断要点为：若疾脉为疾病转折过程中出现，会由实而有力突然变为疾而无力或者涩脉，或者细而疾脉。

（4）正邪相争之脉　短暂的疾脉多见于正邪相争的极期，如患者战汗之前、西医的输液反应等。这是正气调动潜力与邪相搏的征象。此时或许会出现虚脱，但也可能很快自然好转，故应密切观察，以免发生意外。若为虚脱之象可参考前述方法处理。

二、临床应用

1. 脉沉弦疾

【作者医案】

患者，女，37 岁。2019 年 4 月 5 日诊。年前月经来后连续一个月未止，这一月间一直用中药治疗也未取效。年后渐渐止血，但半个月后又连续出血 3 周，以后每个月经周期均出血 3 周左右方渐止。经省妇幼医院检查示子宫内膜增厚为 1.6cm。来诊时，已连续出血两周，自诉出血量如水龙头一般，颜色鲜红夹有血块，血块色红。面唇苍白无血色，常感头晕，脾气急躁，全身燥热，口干渴不欲饮水，饮食睡眠均佳，二便调。舌质淡胖无血红，苔白腻润，双脉沉弦疾（120 次左右）。

此为血分有热，兼有瘀血，但因出血日久，也有伤阴之象，疾脉提示由邪实转为正虚的过渡。当前急则治其标，以犀角地黄汤合黄连解毒汤加味治之：水牛角 40g（先煎），生地黄炭 40g，赤芍 12g，牡丹皮 15g，地榆炭 15g，酒大黄 15g，黄芩炭 15g，黄连 3g，焦栀子 10g，黄柏 6g。10 剂。

服药一剂后，血即停止，连服 10 天后，心情较前明显平和，与家人吵架次数减少，继以此方调理数月乃愈。

2. 脉七八至

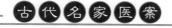
古代名家医案

冯内翰叔献之侄栎童，年十六，病伤寒，目赤而烦渴，脉七八至。医以承气汤下之，已煮药，而先师适从外来，冯告之，当用承气。先师切脉，大骇曰：几杀此儿！彼以诸数为热，诸迟为寒，今脉七八至是热极也，殊不知《至真要大论》云：病有脉从而病反者，何也？岐伯曰：脉至而从，按之不鼓，诸阳皆然。此阴盛格阳于外，非热也。速持姜附来，吾以热因寒用之法处治。药味就，而病者爪甲变青，顿服八两，汗寻出而愈。（金·李杲《东垣试效方》）

按：外感风寒而致病情传变，见目赤、心烦、口渴，脉疾，但脉按之无力，此为阳气虚寒，阴盛格阳，虚阳外浮，故与姜附剂温补回阳，汗出为气机通畅之征兆。

第五章　脉搏的强弱

一、脉象

1. 定义

三部脉举之无力，按之空虚，脉位略偏浮。

2. 歌诀（《濒湖脉学》）

【体状相类诗】

举之迟大按之松，脉状无涯类谷空。

莫把芤虚为一例，芤来浮大似慈葱。

虚脉浮大而迟，按之无力。芤脉浮大，按之中空。芤为脱血。虚为血虚。浮散二脉见浮脉。

【主病诗】

脉虚身热为伤暑，自汗怔忡惊悸多。

发热阴虚须早治，养营益气莫蹉跎。

血不荣心寸口虚，关中腹胀食难舒。

骨蒸痿痹伤精血，却在神门两部居。

《经》曰：血虚脉虚。曰：气来虚微为不及，病在内。曰：久病脉虚者死。

3. 脉象示意

见图5-1。

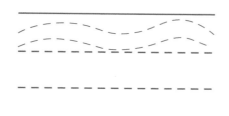

图5-1　虚脉脉象示意

4. 诊法

一般将其作为无力脉的总称。而临床上常见的虚脉是：浮取脉搏虽明显，但较软，较之正常脉象和"软脉"（见濡脉）更无力，且中取沉取均明显无力，甚至沉取不应指。

5. 分类

根据虚脉的程度划分，可分为典型的虚脉和略虚脉两类。与三类部位要素共同出现时，可描述为寸虚、关虚、尺虚等。

6. 鉴别

与虚脉相似的脉有浮、芤、革、散、微、弱、濡，需加鉴别。

（1）虚脉与浮脉鉴别 二者在脉位上类似，浮脉轻取较正常脉象更为明显。而虚脉的脉位偏浮，但突出表现为软弱无力。

（2）虚脉与芤脉鉴别 二脉均偏浮和无力。芤脉为浮大中空，轻取略软弱无力，中取则明显的空而无力，同时指下感觉到中间空而两边有脉。虚脉是浮取即较无力，中取沉取更无力，不存在中空的形象。

（3）虚脉与革脉鉴别 革脉与芤脉相似，都是浮大中空，浮取明显，重按之空豁无力，指下感觉中间空、两边有脉，但脉管显得弦硬不柔和。

（4）虚脉与散脉鉴别 虚脉偏浮，散脉也偏浮，二者脉位上相似。但散脉浮取时即散大无力，再稍微用力后则脉突然变空，重按之则无根，为元气虚脱之象。虚脉可以有根，中取时可有脉，不似散脉之中取即散，重取无根。

（5）虚脉与微脉鉴别 二脉均为无力脉。微脉是极细极弱，若有若无，脉微欲绝，也就是不注意就感觉不清楚脉跳，此为元气衰微的表现。微脉与虚脉均为虚弱无力，但微脉较虚脉力度更弱，其脉力虚弱的程度是所有脉象中最重的。

（6）虚脉与弱脉鉴别 二脉均为无力脉，但脉位稍有不同。古人讲的浮以候虚，沉以候弱，即虚脉是偏浮一点的无力脉，弱脉是偏沉一点的无力脉。

（7）虚脉与濡脉鉴别 二脉均脉位偏浮，力度较正常脉象为弱。濡脉是脉管较软，偏浮，但脉管模糊不清，脉管多偏细，这样就使得我们指下的脉管不够清晰，而典型的虚脉脉管是比较清晰的。濡脉的软是突出表现在脉管的软，虚脉是脉力的减弱，并不强调脉管之软。典型的濡脉并不强调脉力的软弱，但濡脉也可以同时兼有脉力的软弱，呈现细软无力脉，此时与虚脉较相似，这属于相兼脉的范畴，可以记录为濡虚脉。其机理是：濡脉主湿，湿伤脾胃，常伴有脾胃气虚的表现，因此濡脉有时也与虚脉相兼，此时病机是气虚与湿浊相夹杂，很难分清濡的成分多还是虚的成分多，为此种虚实夹杂时，应四诊合参来判断虚实的主次轻重。

7. 形成机理与诊断意义

（1）阳气虚 虚脉首先为虚证常见脉，而虚证之首为气虚，根据四诊合参，可以有肺气虚、脾气虚、肾气虚、肝气虚、心气虚等的不同。单纯气虚者，脉可浮大而软弱无力，但若气虚偏寒者可虚而细，气虚兼血虚或阴虚，也可虚而细小无力。

阳虚一般伴有气虚，在气虚的基础上伴见有寒象即为阳虚。若寒象较重者，凝滞气血和脉管，则可见细而无力，甚至为沉细无力，此时与标准的虚脉不同。沉细无力比较明显时，可以改称为"弱脉"或"微脉"。

在阳虚之极，阴寒内盛，格阳于外时，可以形成浮大的虚脉，重按之无力，此时接近于散脉，其机理与之相同。

（2）**血脱** 血脱不同于一般的血虚，血虚可见脉细而无力，但血脱是指短期内大量丢失血液，血虚则不能内守，气无所依而浮越于外，可见脉浮大无力。这种情况也称为"气随血脱"。

（3）**阴竭** 此与阴虚又有程度上的不同，是指阴虚至极的表现。一般的阴虚其脉象为细数脉，但阴竭时可为浮大脉，其机理为：阴虚则脉管液体容量不足故脉细，加之阴不制阳而生内热故脉数，阴虚多为细数脉；由于阴阳互根互用，阴虚之极至阴竭时，阴液枯竭，阳气无以依附，则浮越外脱，故脉浮而大，又因阴竭时阳气亦虚，故脉虚软无力，临床可见寸关脉浮大而空软无力，同时尺脉沉细数甚至疾数无比。

（4）**暑热伤津耗气** 暑热之邪易伤津耗气，此时是邪盛正虚同时并见。暑性升散，汗出过多，津气大伤，可出现虚数脉。此时应考虑在津气大伤的同时，是否还兼有暑热之邪？四诊合参，若患者面唇红赤，心烦喜冷，大汗而神疲乏力，则考虑暑热为主兼气阴两虚，应清解暑邪为主兼以益气生津，可用白虎加人参汤；若患者以汗多、神疲、气短、乏力为主，兼有恶热口干心烦，则考虑患者以虚为主兼暑热，可用东垣清暑益气汤治之；若因暑热伤津耗气，无明显的热邪者，则急宜扶正，以生脉散双补气阴，或以王氏清暑益气汤与生脉散合方用之。

暑多夹湿，故脉浮虚数的同时，常兼有濡象，上述东垣清暑益气汤中有清利暑湿之品，即为此而设。

（5）**精亏** 肾精亏虚则尺脉虚弱，虚损重者可见虚浮外越之象。

从以上所列可知，虚脉与虚证有关，临床上除了单纯的气虚、血虚、阴虚、阳虚、精亏、津液亏虚等以外，还常常存在着多种虚损并存的现象，在脉象上也常常表现为虚脉的同时兼夹其他脉象，如兼有细脉、涩脉、短脉等的不同。

临床上虚证也不一定皆出现虚脉，如前述血虚之脉，也常常出现芤脉，阴将枯竭会见到涩脉、硬脉等；当虚损到枯竭和亡脱时，有一部分患者反而会出现"反强象"的脉象，如大脉、弹指脉，这种看似很强有力的脉象，其实是无胃气和无神气的脉象，即为危重症中虚脱的一种表现，此时不能理解为实证，其出现的机理多为阳气外越、外浮，阴阳离绝之征兆。

（6）**三关脉的虚脉** 如果寸脉虚，多见于人体上部的虚，如心气虚或肺气虚或心肺气虚，也可见心血虚，临床多见有面色淡白、神疲乏力、心悸气短、失眠、健忘、多梦等症。寸脉浮而大，也可因肾阴枯竭，阳越于上，此时应同时诊其尺部脉，多有尺沉细数无力的表现，在脉诊以外，我们应同时四诊合参，如常见有烦躁不安、动则喘促、精神萎靡、皮肤及耳轮色黑而焦枯、口咽干燥、少尿或无尿等，舌质光绛无苔，此为危象。

如果右关脉虚，与脾胃气虚有关，察其症状必有纳少腹胀、大便稀溏或虚性便秘等。如果左关脉虚，多为肝气虚衰，肝气虚衰则常有身体倦怠乏力、胁胀、脘腹胀满、头昏眩晕等症。

如果尺脉虚，则应区分肾精亏虚、肾阴虚、肾阳虚。肾精亏虚者多有成人早衰或者生殖功能低下，见于幼儿则多为生长发育缓慢；肾阴虚者则多有五心烦热、腰膝酸软、舌红少苔，男子遗精、女子潮热盗汗等；肾阳虚者则多有腰膝冷痛、面色㿠白、大便清稀、小便清长或夜尿频繁等症，临床当细辨。

二、临床应用

1. 脉浮而虚细数

【作者医案】

患者，男，38岁。2019年4月1日诊。十余年来到处求医问药，精神不振，每日下午均头昏沉，左胁胀痛，自觉胁内有响声，因弯腰则胁内响声会变成胃中嗳气上冲从口中出，但矢气或大便后胁胀和嗳气均会减轻。双侧腹股沟胀而有灼热感，当灼热感明显时，左胁也会明显胀满。每夜凌晨2时易醒，再难入睡。自诉自幼便肠胃不好，食欲不佳，稍食油腻便腹泻，平时每日晨起咽中有痰，大便溏软不成形，小便黏滞不爽，常有灼热感。患者双眼朦胧乏神，脸上多油腻，面唇晦暗，舌胖大，边有齿痕，舌色暗红，尖红点（图5-2），舌下静脉迂曲，苔白腻黏浊。其双脉浮而虚细数，兼见缓怠无力之象。

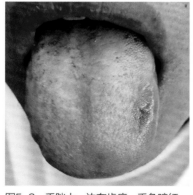

图5-2 舌胖大，边有齿痕，舌色暗红，尖红点

脉虚细，食纳少，精神差为脾气虚；脉浮而细数，缓怠无力，大便溏软，头昏沉，脸多油腻，为湿热内蕴，困阻脾胃。脾虚生水湿，水湿郁而化热更伤脾胃，二者交互为病，故病势缠绵难愈。脾虚则土中之木郁而不伸，此为脾虚肝郁。肝气郁而肝经所在之少腹、左胁易生胀满。本病为本虚标实，从太阴脾胃和少阳肝胆治之，以四逆散合当归贝母苦参丸加减味治之：柴胡12g，枳实10g，炒白芍10g，炙甘草6g，土茯苓20g，苍术20g，当归10g，浙贝母12g，苦参10g。7剂。

服药后胁胀基本消除，腹股沟胀及灼热感明显减轻，大便稍成形，小便较前通畅，嗳气偶发。继续以前方调理。

2. 脉虚小而数

一妇年三十，质脆弱，产后咳嗽，痰臭。或作肺痈治，愈剧。延及两脚渐肿至膝，大便溏，小腹胀痛，午后发热，面红气促，不能向右卧。予诊，脉虚小而数。予曰：凡咳嗽左右向不得眠者，上气促下泻泄者，发热不为泻减者，此皆病之反也。按此皆原于脾。《经》曰：脾主诸臭，入肺腥臭，入心焦臭，入肝腐臭，自入为秽臭。盖脾不能运行其湿，湿郁为热，酿成痰而臭矣。《经》曰：左右者，阴阳之道路也。脾虚则肺金失养。气劣行迟，壅遏道路，故咳嗽气促不能右卧也；脾虚必夺母气以自养，故心虚发热而见于午也；脾主湿，湿胜则内渗于肠胃为溏泄，外渗于皮肤为浮肿。今用参、芪、甘草补脾为君，白术、茯苓渗湿为臣，麦冬以保肺气，酸枣仁以安心神为佐，陈皮、前胡以消痰下气为使，用东壁土（以受阳光最多用之）以为引用。盖土能解诸臭，用以补土，亦易为力矣。此窃取钱氏黄土汤之义也。服一帖，前症略减，病者甚喜。予曰：未也，数帖后无反复，方是佳兆，否则所谓过时失治，后发寒热，真阳脱矣。泄而脚肿，脾气绝矣，何能收救。予侄文焕妻亦患此，医作肺痈治，而用百合煎汤煮粥，食之反剧。予诊，其脉细弱而缓，治以参、芪甘温等剂，二三帖而愈，此由治之早也。（明·汪机《石山医案·卷下·咳嗽》）

按：产后咳痰，便溏，腹胀，足膝肿，与肺脾气虚有关。但面红气促，午后发热，不能右卧，结合脉象虚小而数，虚小为气血虚，脉数亦为虚，且越虚越数，可知病机主要为气虚而外浮，故午后发热及面红气促均为气虚外浮之征，与东垣所说"阴火"一致，应补中气，扶助元气，兼以化痰。方以四君子汤补脾胃后天之元气，麦冬补肺气而止咳，前胡、陈皮消痰下气，酸枣仁除可安定心神外还可补益阴血，东壁土温中止泻。本方从后天脾胃元气入手以治其本。

古代名家医案

> 楚中中翰秦五梅，发热困倦头痛，以风治转剧。余曰：六脉虚软，中气下陷，阳气不充而头痛，阴气衰少而内热。补中益气加葛根一剂而减，数剂而愈。（明·李中梓《李中梓医学全书·里中医案》）
>
> 按：六脉虚软即可将病性断为虚证。但虚证可为气虚、阳虚、阴虚、血虚，病位也可兼及五脏六腑，故须结合临床症状加以细辨。

　　发热困倦头痛，既可为外感表证，也可为内伤之脾胃气虚，还可为外感内伤相兼为病。若兼有外感六淫，当以风为首，前医以风治却病情加重，证明本病以虚为主。内伤杂病中的发热、头痛、困倦等症，易与外感病相混，如何鉴别？脉象起到关键作用，脉象虚软无力主要提示了阳气虚弱。除此以外，还应理解到中气虚弱者所表现的发热，实际上是中气下陷、郁而不宣所致，原案中说"阴气衰少而内热"，严格来讲是值得商榷的，内伤发热的机制，可以是气虚、阳虚、阴虚、血虚当中的任何一种或多种。患者并未出现气阴两虚的表现，故阴虚（原文"阴气衰少"）的病机不成立。头痛即为脾不升清上充于头所致。

　　原案治以补中益气汤加葛根，以甘温除热和益气升阳的治法治愈了发热、乏力、头痛。补中益气汤中的当归、陈皮为调和气血之用，与补益脾胃阳气药相伍，可增强补益脾胃气血的功效。

4.两寸虚

古代名家医案

> 陈茂之，劳倦之后，勉强色欲，精竭而血继至，续感风寒，发热头痛，胸膈饱闷，始从太阳而传之少阳，胸胁痛而耳聋，呕逆口苦，咳嗽，六脉俱弦数，此少阳证也。以小柴胡汤加枳壳、桔梗、竹茹，而呕逆止，热退。因进粥早，复热口渴，小水不利，大便一日夜六七次，所行皆清水。日晡热甚，舌上黄苔，昏沉振颤，此食复之候。书云：渴而小便不利者，当先利其小便，以猪苓汤为主。猪苓、泽泻各二钱，滑石三钱，赤茯苓一钱，柴胡八分，升麻、木通各五分。连进两帖，小便利而大便实，但热不退，以六神通解散一帖，其夜热仍不退。次早诊之，

左脉不弦数矣，两寸脉虚，以故服药无汗，口渴，漱水而不欲咽，咽热，此邪传阳明经，不急凉血，必作鼻衄。病势至此，可谓极恶矣。投黄芩芍药汤合生脉散，以止嗽渴。用葛根汤以解肌热。白芍药三钱，葛根、升麻、黄芩各一钱，人参一钱五分，麦冬、滑石各三钱，甘草、五味子各五分，乌梅一枚。急煎二帖饮之，日中大便下燥粪十数枚，始得微汗，就得睡矣。晚进粥一盂，夜卧向安。（明·孙一奎《孙一奎医学全书·孙氏医案》）

按：劳倦之后感受风寒，因由太阳内传少阳，故其六脉弦数，以小柴胡汤加味治之后诸症除。但病后饮食失节而致食复，湿热复起，据其表现"渴而小便不利"治以猪苓汤加升清之柴胡升麻，病情虽有好转，但其热仍不退。后用六神通解散内清湿热外散表邪亦无明显效果。从症状来辨证治疗而无效，其中必有疏漏之处，唯有从脉象详察之。

再诊脉象，已由之前的六脉弦数脉转为两寸脉虚，说明病机已经由实转为虚实错杂。

实邪之性质如前所述为热邪和湿热之邪。从病位上来看，实邪已由最初之少阳内传为阳明，阳明内热伤津，故有口渴，咽热。但又漱水而不欲咽，说明阳明热邪又由气分深入到营血分，故可推断若不急以凉血，则易出现鼻衄。

虚证乃因实邪伤及气阴所致，也有因前面持续发汗、利尿伤及气阴所致。其两寸脉虚提示病位在心肺，即心肺气阴两虚。

因病证为虚实错杂，故治疗亦应补虚泻实兼用，以黄芩芍药汤清阳明湿热，并用葛根汤解阳明肌热，以生脉散补益心肺气阴。方中加滑石、乌梅，通利与酸敛并用，一以除湿热，一以敛阴生津。

5. 右脉虚大

古代名家医案

族侄文学明之，以作文过劳，痰火上逆，大吐痰沫，因而呕血，一涌数碗，昏晕汗出，奄奄而卧，略不敢动，稍动即呕吐而血随出，色鲜红，饮食汤水皆不敢入，入即吐而眩运，血即随之。里有婆君程闻野氏为之诊，骇而走曰：血如涌泉，体热脉大，眩运而药食难入，似无佳兆。

乃速予治。予诊视毕，语其乃兄勉之曰：可生也，何举家张皇若此！勉之以程言告予，予曰：看症要圆活，勿拘泥。据经云，心主血，肝藏血。又曰：怒则气上。又曰：脉虚身热，得之伤暑。今左脉弦大，右脉虚大，明之不独作文劳心动火，且亦被怒伤肝，抑又为暑所逼，以致木火上升，眩运作吐。经曰：诸风掉眩，皆属肝木。诸呕吐逆，皆属于火。又诸动属火，内为木火上冲，外为暑气所迫，故吐而汗多，血随吐出也。医贵识病，有是病则有是药。予特以白丸子三钱，解其暑气，清其痰饮，抑其冲逆，则吐可止。吐止气平，则血自能归经。服后果嗒然而睡。醒则吐止食进，眩晕寻已。继用滑石、香薷各三钱，甘草五分，黄连、白扁豆各一钱五分，竹茹一钱。四帖全安。(明·孙一奎《孙一奎医学全书·孙氏医案》)

按：本案为劳神过度，肝郁气滞，又感暑热之邪，肝经气火上冲乘胃而发作呕吐痰血。由脉象可验：左脉弦大则为肝经气火上冲，右脉虚大而为暑热伤及胃之津气。总体辨证为实热证，先以白丸子清降其痰热，再以香薷饮加味以利其暑湿。

第二节 实脉

一、脉象

1. 定义

三部脉举按均有力。

2. 歌诀（《濒湖脉学》）

【体状诗】

浮沉皆得大而长，应指无虚幅幅强。

热蕴三焦成壮火，通肠发汗始安康。

【相类诗】

实脉浮沉有力强，紧如弹索转无常。

须知牢脉帮筋骨，实大微弦更带长。

浮沉有力为实，弦急弹指为紧。沉而实大，微弦而长为牢。

【主病诗】

实脉为阳火郁成，发狂谵语吐频频。

或为阳毒或伤食，大便不通或气疼。

寸实应知面热风，咽疼舌强气填胸。

当关脾热中宫满，尺实腰肠痛不通。

《经》曰：血实脉实。曰：脉实者，水谷为病。曰：气来实强，是谓太过。

《脉诀》言尺实小便不禁，与《脉经》尺实小腹痛、小便难之说相反，洁古不知其谬。诀为虚寒，药用姜附，愈误矣。

3. 脉象示意

见图 5-3。

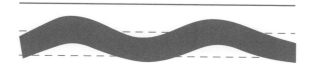

图5-3 实脉脉象示意

4. 诊法

典型的实脉是浮中沉取均有力充实，这种脉搏搏动有力的程度明显超过了正常人。实脉的长度和粗度可大于正常，也可与正常相当。

实脉的判断重在沉取有力。但是过于强劲搏指的脉，一点儿都不柔和的脉就不能当作实脉了，是阳气极虚而真气外泄的表现。

5. 分类

可分为典型的实脉和不典型的实脉。

典型的实脉如上所述。不典型的实脉包括沉实脉和偏实脉。

沉实脉：有的实脉浮取时不特别明显，中取沉取时明显有力。

偏实脉：相对正常脉而言，偏实脉只是脉力有点儿大，即可归为实脉的范畴。

6. 鉴别

实脉与紧脉鉴别。二脉都有一种指下的力度。但紧脉的力度在于脉管张力，实脉的力度在于脉跳力量。紧脉有紧张之感，其紧张感表现在上下左右弹的绷急感，也有向外向上和向里向下的两个方面的矛盾力量，形成了脉管的紧张，但实际脉搏力度不一定很大。实脉是脉搏力度比较大，脉管不一定紧张。在脉管的粗度方面，紧脉可以细，可以粗，实脉多为粗大或接近正常脉宽。紧脉的脉幅可以大，可以小，但多数是脉幅偏小的，实脉脉幅多数偏大，其上下起伏之势较大。

实脉与牢脉鉴别。牢脉是复合脉，即沉脉、实脉、大脉、弦脉、长脉，自然有搏指有力之感，因此牢脉与实脉相同之处均为有力脉，但在脉的紧张度和长度上有突出表现，可以视牢脉为实脉的一种，即属于不典型的实脉。

7. 形成机理与诊断意义

（1）邪气盛实 实脉主要见于实证。脉搏有力说明正气不虚，邪气内盛，正气有能力与邪气斗争，故能鼓荡气血，可脉象实而有力，脉管必定不细。

实脉可出现于外感病中，可见于表实证，也可见于里实证。如外感六淫之风寒、风热等侵入人体时，可见浮实脉或沉实脉，即寒邪可兼见沉脉，热邪可兼见浮脉。其脉属实则可用攻邪之法治疗，此时的表证一般用汗法（与之相对比的是，若素体虚弱之人感受外邪，其脉可为虚，这时就不能只用攻邪之法治疗了，可以攻补兼施，或者以补为主，兼以发汗解表）。素体壮实之人，当外邪入里时，也可见里实证，其脉多为实脉，里实热证者多为沉实滑数脉，也可为洪大有力而偏浮之实脉，多用清热泻火法治疗。里实寒证者多为沉实弦紧有力脉，多用温散寒邪法治疗。

实脉也可见于内伤杂病中。内伤杂病的病因可为痰浊、瘀血、食积、气滞等，但因疾病日久可形成正气虚弱，故内伤杂病常常是虚实错杂之病。此时注意四诊合参，除了有实邪外，是否还夹杂着正气虚弱的成分，如痰湿之邪内盛时，可能同时伴有脾胃气虚，气滞日久可能同时也有气虚的表现。同时我们也要抓住主要矛盾，以脉象的虚实来决定矛盾的主要方面，即虚实并见时，若寸口脉在总按时，其脉象总体表现为实脉者，应以攻邪为主，扶正为辅。经过一段时间治疗后，若脉象总体表现由实脉转为虚脉，则改变治疗策略，以扶正为主，祛邪为辅。

当然，如果寸关尺三部脉中，各部脉表现为虚实错杂不同的脉象时，则应根据脉症合参的原则决定其虚实比例和治疗时的标本缓急，这时就不一定单靠脉诊来决定矛盾的主体了。

（2）正气大亏 在正气极度虚弱时，也可能出现实脉，即有些医家所称的"反强象"，因正邪斗争时，正气大伤，特别是胃气大伤时，可见无胃之脉，此时是真气外泄，脉象可由之前的虚脉转变为强劲搏指的实脉，这种脉因不柔和、不从容，所以是无胃之脉，即胃气衰败之脉。还有脾肾两虚时，冲气上逆，胃气、肝气上逆时可致实脉。此外，还有阴虚阳亢者，也可出现实脉。这些实脉均主虚证，不是实证。此时应结合病史，病变过程，以及诊治经过，综合判断当前的实脉是否由虚证导致，如患者长期久病虚损，精神萎靡不振，胃纳不佳，气息微弱，一直脉象微弱，但在病情垂危之时又出现实脉，则可推断其为正气大虚的反强象，此时性命堪忧，我们要高度警惕其随时发生虚脱之证。

当然，有时在正气大虚的同时，还夹有强盛的邪气，也可出现实脉，此时正虚邪实的脉更容易出现死证。

（3）三关出现实脉

① 寸脉实多为上焦热盛，在症状上可伴随有面红目赤、咽喉肿痛或眩晕等。也

可为气逆壅塞于胸中，常伴胸闷、胸痛、呼吸不利等症。也可为上焦痰火闭阻，可出现舌体僵硬或躁狂、谵语等症。

②左关脉实多为肝热盛或肝气逆。肝热盛可伴有头晕、头痛、目赤、耳鸣或动风的症状。肝气逆可见胸胁胀闷疼痛、情志郁怒等症状。右关脉实多为脾胃实热，或食积、脾胃气滞等，可伴有脘腹胀满疼痛、嗳腐吞酸、呃逆、呕吐等症状。

③尺脉实多为下焦有邪，实邪可阻滞下焦气机，而为腰痛，或小腹痛，或为下肢痛等。下焦还包括大肠、小肠和膀胱等脏器，所以还可能出现大肠不通而便结不通或泻痢腹痛等。小肠和膀胱气机不通可出现小便淋漓不畅、灼热疼痛，甚至出现癃闭。

以上实脉多兼有其他脉象，其具体表现视邪气种类不同而定，如沉实滑脉多为痰热或痰气，沉实弦脉多为气滞或水饮，实紧脉可为食积，沉实而迟脉可为便结不通等，浮实而数可为火热内炽等。

附：弹指脉

此脉有人称为劲脉，都是强调其过于搏指有力的特点。

脉来时，指下明显感觉到由下而上的冲击，甚至出现抬举性搏动的现象。弹指形容由下而上的弹压手指的感觉，甚至手指随脉的跳动而上下波动。

弹指脉往往指下感觉到很明显的上下跳动，脉管可以不充盈也可以很充盈。但是它最大的特点是自下而上的冲击指头，如果它弹力较轻，就叫略弹指，甚至可以看到自己的手指头随着脉搏的跳动而上下跳动。

弹指脉需与鼓指脉相鉴别。我们平常说的鼓指脉，是指满指，觉得指下充实，强调的是血管内容物的增加，常常提示的是痰浊和瘀血内停。弹指是用正常的力度，中取时一定会将手指抬起来，这属于脉幅和脉势方面的特点。

其形成机理与诊断意义如下。

（1）阳盛躁动 阳气在正常情况下会固密潜藏，若烦劳则会外张，如《内经》所说"阳气者，烦劳则张"，在心浮气躁时阳气会上亢外浮，如情绪高涨，头脑处于高度亢奋状态，此时实际上是人体在过度使用阳气时，将身体储备的潜能调动起来了，例如生活当中，很多年轻人经常熬夜，几天几夜不休息也能应付日常生活和工作而不自觉疲劳，长期这样下去的结果，人体潜能调动后会化成火热，如熬夜后虽然没有特别的不适感，但常见面部长痤疮，或者出现口腔溃疡、口干舌燥、便秘等"上火"的症状。

这些上火的症状就是阳盛躁动的表现，是实火而非虚火。

实火，是指还没到虚的程度，实从何来？是指潜能被调动布于全身后的状态，即肾中的精气被调动后化为阳气，阳气过多而化火。当然，这是只有身体健康的年轻人才可以发生的情况。

这种实火与阴虚火旺明显的不同。阴虚火旺是指阴液亏虚，不能制阳，而阳气是相对地增多，以阴虚的表现为主，如五心烦热，潮热盗汗，两颧发红，大脑虚性亢奋，即虽然容易兴奋但也很容易疲劳。我们讲的实火状态是不容易疲劳的，或者患者本人并不觉得疲劳，反而身体的自我感觉良好、精力充沛，虽然有其心理素质强大的因素在影响他们的自我判断，但在现实生活中他们确实无一例外地没有特别的不适感。

此时还没有达到有亢无制的程度，因此特别容易为医患双方所忽视。若此时医生摸到患者有此脉，应告诫他们生活有所节制，提前休息和预防。

如果不即时干预，阳气过亢持续下去，出现的后果就严重了：除了脉象上仍然是弹指脉以外，还会出现阳盛化火的直接后果，即化火后可以突然导致人体大出血，火伤血络，致人吐衄。如前面举例说明持续熬夜后仅仅是面部痤疮、口鼻咽干等"上火"的症状，而此时化火动血后，较之上火则有过之无不及，可能出现胃出血（吐血）的症状。这种突然的大出血常常会危及生命。

在阳气化火之前或化火之后，脉多弹指而躁动不安。正因为脉象变化可在症状出现之前，所以我们一定可以通过脉象提前预测，并能提前防止这类阳亢化火而出血的危象。若从中药的角度来看，清热泻火药必须用，比如常用三黄泻心汤，可以有效防止其出现胃出血或者鼻子出血。此时万不可理解为阳气虚浮而用温补药，如人参、附子、干姜、肉桂等，误用则"火上浇油"，加重出血趋势。

（2）气虚欲脱　常见于气随血脱，患者大出血时脉象无力，同时又有指下的冲击感即弹指脉，此时应分析大出血的原因可能有两个：一是有火，火热迫血妄行；二是大量出血后，气随血脱则气虚无力而虚脱。出现弹指脉的原因是这两者的结合，因火热之邪是诱因，故实热亢奋向外向上会使脉极度有力弹指，同时大出血后，气随血脱于外，阳气虚浮向外也会使脉出现弹指之象。如果四诊合参，可知其人在大出血时，面色淡白无华，舌质淡白，但同时心烦燥热，手心灼热，精神烦躁不安但又疲倦不堪，脉象亢奋无制，搏指有力而弹指。治疗此病时要攻补兼施，即补气药兼清热泻火，如独参汤合三黄泻心汤，独参汤大补元气，收敛固脱，三黄泻心汤泻其火热之邪，以釜底抽薪，达到热除血止之效。

此时是急症，若出血已缓，患者可能出现四肢冰冷，奄奄一息的状态，此时脉象必由躁动弹指转为沉微无力，应予单纯的回阳救逆法治之。

（3）风痰鼓动　本脉常见于高血压患者，若呈现风象则有弹指脉，所谓风痰是指血管的痉挛如有动风之象，同时有痰热之象，如患者口角流涎、苔黄腻等。有部分患者见到此脉时，可伴有头晕目眩的症状，也有一部分患者出现伸舌时舌尖歪向一侧，这些都是动风之象，可用清热化痰、镇静息风之药提前干预，防止出现中风偏瘫。

在以上弹指脉的三个临床意义当中，阳盛或风痰均为实证，其脉力较充实，气虚欲脱者其脉多不受按，甚至兼虚大之象或直接表现为芤脉，但也可以表现为脉大弹指有力的反强象，所以还要四诊合参。

二、临床应用

1.脉浮弦大有力

【作者医案】

患者，女，68岁。2018年10月12日诊。患者素患高血压、糖尿病，17年来每日均有头晕胀满，双足站立不稳，行走数步则欲摔倒，其间住院数次，血压虽经西药控制在正常范围内，但症状未除，以至于17年来几乎从未出门，只能在家扶桌椅勉强走路。现症：除上述症状外，腰部一圈均有冷凉感，头部怕风，但身体不畏冷而喜凉饮，食欲睡眠一直很好，大小便通畅。无口干口苦，胸腹无异常感觉。观其面色暗黄皮肤略有油腻，形体中等偏瘦，精神较好，个性温和，舌胖大暗红（图5-4），舌下静脉迂曲分支，苔黄厚腻。诊其脉：脉率不快不慢，浮取弦大有力，有上冲弹指之感，中取和沉取时力量丝毫不减，脉管粗大，脉内充实，脉幅较大。

脉症合参：弦脉及弹指上冲感为化风之象，大而充实有力为实证，舌胖大暗红、苔黄腻为痰瘀夹杂。腰一圈怕冷，头部怕风为内风与外风相引之象。以导痰汤、涤痰汤、蒿芩清胆汤化裁：柴胡12g，青蒿30g（后下），清半夏15g，竹茹20g，茯神12g，枳实6g，胆南星15g，天竺黄15g，天麻15g，菖蒲12g，远志12g，藿香10g，茵陈30g，黄芩18g，桃仁15g。7剂。

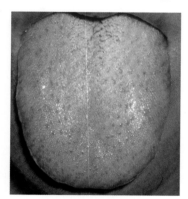

图5-4　舌胖大暗红

服药后第四天开始自觉头晕大减，两腿能站立行走几步，但脚趾仍麻木无力。续以上方再服一个月后，能自由行走出外买菜，但头仍畏寒，腰一圈仍冷。在阴雨天时腰冷加重。舌苔退去，几成光剥苔，舌暗红胖大，脉仍充实有力，脉幅仍大，但已有柔和之象。经治半年后，血糖已正常，西药降压药仍维持原量，已能外出旅游，精神状态焕然一新。现仍在门诊继续调理中。

2.脉两尺皆实

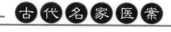
古代名家医案

陈斗岩治叶南洲妻，经闭五月，下白或赤，午后发热，咳嗽呕吐，医以为劳瘵。陈视之曰：两尺脉皆实，此必有孕，外受风邪搏激故耳。

饮清和之剂而安，未半年生一子。（明·江瓘《名医类案·卷十一·妊症》）

按：育龄妇女发生经闭时应考虑是否怀孕，此时应诊尺脉。尺脉沉滑流畅，则很有可能为孕脉。现双尺均有此实脉，尺脉主肾及胞宫，故应考虑孕中。午后发热、咳嗽呕吐，为孕中又感受外邪，孕中体质偏热，故用清和之剂表里兼顾，用药注意勿伐正气，不伤胎气。

3.脉弦细实

古代名家医案

一人于六月投渊取鱼，至秋雨凉，半夜小腹痛甚，大汗，脉沉弦细实，重取如循刀责责然。与大承气汤加桂二服微利，痛止，仍连日于酉时复痛，每服前药得微利痛暂止。于前药加桃仁泥，下紫黑血升余，依时复痛，脉虽减而责责然犹在。于前药加附子，下紫黑血如破絮者二升而愈。又伤食，于酉时复痛在脐腹间，脉和，与小建中汤一服而愈。（明·卢和《丹溪先生医书纂要·卷之三》）

按：案中脉沉弦细实，重取之如循刀刃，说明里实热亢盛。此时沉脉则主实热郁闭于里，弦脉为气滞不得伸张，细脉为气血壅滞于里之象。其小腹痛甚、大汗之症则为阳明里实热证，当以承气汤治之，加桂的意思，即为将郁滞于里的阳气宣发向外的意思。服药后微利痛止，但仍数日内于酉时即阳明病欲解之时，小腹痛甚且坚硬不可近，硬者说明实热夹有血瘀，加桃仁活血化瘀后，瘀血得下，痛亦止。癥浊除而脉实仍在，说明余邪未尽，继加附子以温通经脉助桃仁化瘀。后因伤食而脐腹痛，因脉已不实，故辨证为脾胃虚弱，予小建中汤而愈。

4.脉弦而数实

古代名家医案

一男子项强，不能回顾，动则微痛，诊其脉弦而数实，右手为甚，作痰热客太阳经治：以二陈汤加黄芩、羌活、红花服之，后二日愈。

（明·高宾《丹溪治法心要·卷四》）

　　按：项强痛而不得动作，参之以脉，弦为气血郁滞，也与痰饮有关，与痛相关，数为热，实为内有邪热，故辨证为痰热客于太阳经。以二陈汤加黄芩去痰热，红花活血止痛，羌活舒筋活络，除风湿痹痛，兼有舒肝祛湿之功。

第三节　微脉

一、脉象

1.定义

　　脉形细小，脉势软弱，按之欲绝，若有若无。

2.歌诀（《濒湖脉学》）

【体状相类诗】

　　　　　　　　微脉轻微瞥瞥乎，按之欲绝有如无。

　　　　　　　　微为阳弱细阴弱。细比于微略较粗。

　　轻诊即见，重按如欲绝者，微也。往来如线而常有者，细也。仲景曰：脉瞥瞥如羹上肥者，阳气微；萦萦如蚕丝细者，阴气衰。长病得之死，卒病得之生。

【主病诗】

　　　　　　　　气血微兮脉亦微，恶寒发热汗淋漓。

　　　　　　　　男为劳极诸虚候，女作崩中带下医。

　　　　　　　　寸微气促或心惊，关脉微时胀满形。

　　　　　　　　尺部见之精血弱，恶寒消瘅痛呻吟。

　　微主久虚血弱之病，阳微恶寒，阴微发热。《脉诀》云：崩中日久肝阴竭，漏下多时骨髓枯。

3.脉象示意

　　见图5-5。

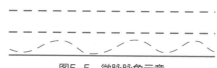

图5-5　微脉脉象示意

4. 诊法

微脉，指脉搏微弱到似有似无的状态，为极其微弱，按之欲绝之脉。可以说，微脉是一种让人体察不清的脉。从这个特点来看，常见的微脉有以下几种变化。

首先是脉力极其微弱，其脉管并不具备细的特点，甚至是脉管较粗，只是因为脉搏搏动十分微弱而让人体察不清。

其次，微脉的脉幅一定是很小的。脉搏有一定的幅度时，我们才能清晰地感受到它的起落节律。此脉象的幅度太小，就让我们无法清晰地感受到它的起落，所以至数不清。有的几乎在原地不动地弹跳，指下特别模糊，时有时无。脉幅的大小与脉力的大小是有一定关系的，通常脉力足够大，才能克服上下起落的阻力，出现一定的幅度，因此，脉幅极小，与脉力显著不足是有关联的。

最后，这种让我们指下体察不清的微脉，还有可能是因其脉管极细造成的，细到让人体察不清的程度时就变成了微脉。脉管细，说明其内容物明显减少，其内容物主要是液态物质，在中医看来就是阴血，中医认为阴阳互根互用，阴血显著不足时，阳气也会衰弱，脉管内容物减少到一定程度也必然造成脉之弹力不足。此时的微脉与细脉有相似之处，二者之间的差异我们将在下面详细鉴别。

在有些古代医籍中讲述某种脉象微微带有什么脉的特点时，常用"微"来作为前缀形容词，如"微洪""微滑"等，实际上是指偏于某种脉的意思，可理解为"稍微"之义，不能当作"微脉"之"微弱"的含义。

5. 分类

据以上诊法可知，微脉首先表现为力度微弱的微脉，其次在力度微弱基础上可兼见脉幅极小或脉的粗度极细。

6. 鉴别

（1）微脉与弱脉相鉴别　微是极其微弱之脉，弱脉也是无力之脉，二者在脉力上均弱而无力。弱脉虽然无力，但可明显地感觉到脉在跳动。微脉是无力到了很难体会到脉搏跳动的程度，所以微脉较弱脉更加无力。

（2）微脉与细脉相鉴别　细脉因其脉管细如线，有时也会感觉到脉象较弱，其实它不是真正的弱，仅是因为脉管细而已，其在指下的感觉是很清晰的，即"脉细如线，但应指明显"。微脉的脉管偏细，即它可以比典型的细脉稍粗一点，也可能会更细一些，但微脉之细并不是其主要特点，其主要特点是脉象力度极弱，弱到几乎一不注意便体会不到的感觉。前面提到过临床上有一种微脉是细到几乎感受不清的地步，这种不清晰的感觉，已经完全不同于细脉的"应指明显"的特点了，故能很容易将二者区别开来。

（3）微脉与散脉相鉴别　散脉是浮散无根，三五不调，轻按之明显感觉到有脉，但重按之无脉，散脉可以粗大可以细小；微脉也主要是指脉力感觉不到，不在于脉管的粗细，但不存在三五不调和轻按明显，重按即无的特点。微脉在重按时还是有脉的，只是脉搏的力度极度微弱，若有若无，需要仔细体察。

（4）**微脉与伏脉相鉴别**　有些脉象沉取极细，似乎可判断为微脉，其实这是伏脉，伏脉虽然表现为极沉细，但仔细体察，会有一种躁动不安之象，即指下有一种冲击之力，如奔腾之感。此时应结合四诊资料加以分析，患者外在表现可能有一些寒象，但也会表现一些热象，如四肢冰冷而口舌干燥或心胸烦躁不安等，脉症合参可知为阳盛格阴之证，其本质上为实热证。

（5）**微脉与沉涩脉相鉴别**　沉脉与涩脉相兼，因涩脉有细而迟的特点，有一部分涩脉具有脉幅极小的特征，故易与微脉相混。我们应仔细体察其力度，沉涩脉貌似细小无力，但其实只是因其脉细而让我们有一种无力的错觉，其本质上还是细而有力之脉，万不可误为微脉。临床上这种沉涩脉在指下很难体会清楚，仍需四诊合参方能辨别。

7. 形成机理与诊断意义

（1）**阳气衰微**　阳气衰微是指阳气严重虚弱，程度较一般的阳气虚弱要重得多。但是又没有到亡阳和阳脱的地步。临床上一般会有怕冷、手足厥冷、精神萎靡、下利清谷、完谷不化等症状，此时就可见到微脉。微脉主要见于少阴病的心肾阳虚证，心阳气无力鼓荡血脉，故常出现脉微弱而细、手足厥冷等症；心阳无力温养心神，故常出现精神萎靡不振，甚至成天困倦乏力；肾阳不能温暖脾土，导致脾不升清和脾失健运，故可表现为下利清谷、完谷不化等症。只要出现了微脉，即使临床上并未见到以上这些症状，我们都要禁用发汗法，因汗血同源，发汗伤及阳气和精血，此时阳气衰弱，阴血也不足，一旦发汗后，易发生亡阳或阴阳两亡的虚脱证。我们也要禁用攻下法，攻下伤及阳气，误用后可致泄泻不止而亡脱。

（2）**亡脱之象**　这里的亡脱分为三种情况：元气暴脱，气随血脱，气阴亡脱。

① 元气暴脱：常因久病失治、误治造成，如虚弱之人反复发汗伤阳，或反复运用吐下法，造成阳气衰微而虚脱，此时脉象极度微弱，同时可见冷汗淋漓、面色苍白、身冷畏寒、精神衰惫、气息奄奄等垂危之症。

② 气随血脱：常因大失血造成，血脱后，阳气无以依附而随血脱，出现与以上元气暴脱类似的现象。此时应及时益气止血，温阳固脱。常用独参汤或参附汤温阳固脱，待病情稍缓后，再改为当归补血汤以补气生血。

③ 气阴亡脱：即气阴与亡脱两种重症同时并见，多见于吐泻后阴阳两伤，或汗下后精气并损，此时患者既有亡阳或气脱的表现，也有亡阴或液脱的表现，如四肢厥冷，呼吸少气而急促，面色潮红，头汗如油或冷汗淋漓，神情烦躁不安，脉象微弱欲绝。此时一般需要中西医结合进行抢救，采用西医的输液措施及时补充血容量，中药可用回阳救逆、收敛固脱之法，如前述之破格救心汤法可资参考。

根据江西名老中医姚梅龄先生的临床经验，阳气衰微所致的微脉可持续数十个小时或半天左右。阴阳气血亡脱所致的微脉，一般只能持续数分钟或一小时左右，或转为无脉而生命垂危，或好转而脉渐转成虚、弱、细脉等。

（3）男子微脉当察虚劳；女子微脉当察崩中带下　此为李时珍《濒湖脉学》中的经验，可作为临床参考。男子见微脉则多为慢性虚损性疾病，与上述微脉的第一个临床意义类同，即阳气衰微之象。女子因其特殊的生理和病理，多患有月经带下病，若见微脉可为崩漏病，所谓崩中是指非月经期阴道突然大量出血的现象，与前述之气随血脱之机理类同。

（4）寸关尺微各有意义　寸主上焦，心肺所居，右寸脉微可见肺气虚，临床可见呼吸喘促无力；左寸脉微可见心之气血虚弱，此时神无所依，临床可见心中惊惕不安。

关主中焦，为肝胆脾胃所居。右关脉微可见脾胃气虚，临床可有脘腹胀闷而周身乏力之症，左关脉微可见肝气虚，临床可有胸胁满闷、呼吸气短无力之症。

尺主下焦，包括肾及腰腿等部位。尺脉微，可见肾阳、肾气、肾精虚弱。肾阳虚，临床可有腰膝酸冷及畏寒喜暖之症，肾气虚可有夜尿频多而清长，二者均可伴有生殖功能低下，少腹或睾丸部位拘急疼痛等症。而肾精亏虚则常有精力不足、发脱齿松、健忘痴呆等早衰之症，也可出现生殖功能低下，在青少年则出现生长发育迟缓之象。

二、临床应用

1. 脉细微欲绝

【作者医案】

患者，女，72岁。2019年5月4日诊。自诉去年曾晕倒，经人扶起后，自行清醒，但一直心慌、胸闷、气短，稍走路爬楼则大汗淋漓，畏风。平时食纳较少，稍多食则腹胀满，大便溏软不成形。视其体虚胖，面部肌肉松弛，声音低弱无力，舌淡白胖大略紫，苔薄白润（图5-6），脉细微欲绝。

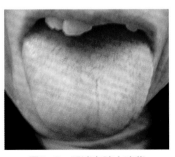

图5-6　舌淡白胖大略紫

脉症合参，可知心阳心气大虚，但脉细明显，故兼有心阴不足，此为心阳虚衰，心阴不足。虽见脾胃气虚，应分轻重缓急，急则治其标，先以生脉散合参附汤急救之：生晒参10g，麦冬15g，五味子12g，制黑附子10g，3剂。

服药后心慌胸闷气短均明显减轻，出汗减半，仍畏风。脉象仍细微欲绝，改方来复汤：山茱萸30g，煮汤代茶饮，一日不拘次数，连服一个月。复诊时，脉象已较前粗大，仍弱而无力。现改方附子理中汤继续调理。

2. 脉极沉细

　　宝丰阿磨堆侯君辅之县丞，为亲军时，饮食积寒，所伤久矣。一日病，其脉极沉细易辨，即阴证无疑。内寒外热，故肩背胸胁斑出十数点，语言狂乱。家人惊曰：发斑，谵语，莫非热乎？余曰：非也。阳为阴逼，上入于肺，传之皮毛，故斑微出；神不守舍，故错言如狂，非谵语也。肌表虽热，以手按执，须臾透冷如冰。余与姜、附等药，前后数日，约二十余两后，出大汗而愈。及见庭中物色、儿童、鸡犬，指之曰：此正我二三日间梦中境物也。然则神不守舍信矣！愈后起行，其狂又发，张目而言曰：今我受省札为御马，群大使如何不与我庆？及诊之，脉又沉迟，三四日不大便。余与理中丸，三日内约半斤，其疾全愈。侯公之狂，非阳狂之狂，乃失神之狂，即阴也，但脉阴为验。学者当审，独取诸脉，不凭外证可也。（元·王好古《阴证略例·海藏治验录》）

　　按：脉极沉细，即为微脉，为脏腑阳气虚寒之脉。但症状表现为皮肤斑点，语言狂乱，看似热证，此时应作症状的鉴别诊断：肌肤热但按之稍久则冷如冰，说明是真寒假热。此假热是阴盛格阳，虚阳外浮之阳。故以姜附剂治疗，服药后大汗是表里阴阳相通的表现。

3. 六脉俱微

　　江篁南治一妇，忽如人将冷水泼之，则手足厥冷，不知人。少顷发热，则渐省。一日二三次。江诊六脉俱微，若有若无，欲绝非绝，此气虚极之证也。用人参三钱，陈皮一钱，枳壳二分。人参渐加，服至六两，而愈。（清·俞震《古今医案按·卷三》）

　　按：本案肢厥神昏，既则发热而渐省，反复发作，此为《伤寒论》之厥热胜复之厥阴病，阴阳相争之时，应辨明阴阳偏盛偏衰处治，因六脉俱微，若有若无，故阳气虚极，应以温补阳气为主。阳虚则阴盛，阴阳之气不得交接故厥，即阳气有所郁滞，故应少加行气之品。方以人参大补元气，陈皮、枳壳行气导滞，因以虚为本，故人参宜大量用之，但阳气虚极之人，恐壮火食气，故应将人参从小量加起，以少火生气，虚弱之体在运用补药时应以此为借鉴。

古代名家医案

征南副元帅大忒木儿，年六旬有八，戊午秋征南，予从之。过扬州十里，时仲冬，病自利完谷不化，脐腹冷疼，足胻寒，以手搔之，不知痛痒。尝烧石以温之，亦不得暖。予诊之，脉沉细而微，予思之，年高气弱，深入敌境，军事烦冗，朝暮形寒，饮食失节，多饮乳酪，履于卑湿，阳不能外固，由是清湿袭虚，病起于下，故胻寒而逆。《内经》云：感于寒而受病，微则为咳，盛则为泄为痛。此寒湿相合而为病也，法当急退寒湿之邪，峻补其阳，非灸不能病已。先以大艾炷于气海，灸百壮，补下焦阳虚。次灸三里二穴各三七壮，治胻寒而逆，且接引阳气下行。又灸三阴交二穴，以散足受寒湿之邪，遂处方（加减白通汤：炮附子、炮干姜各一两，肉桂、炙甘草、半夏、草豆蔻、人参、白术各半两；咬咀，每服五钱，生姜五片，葱白五茎，水煎去渣，空心宿食消尽，温服；主治形寒饮冷，大便自利，完谷不化，脐腹冷痛，足胻寒而逆。编者注）云，寒淫所胜，治以辛热。湿淫于外，平以苦热，以苦发之。以附子大辛热助阳退阴，温经散寒，故以为君。干姜、官桂，大热辛甘，亦除寒湿；白术、半夏，苦辛温而燥脾湿，故以为臣。人参、草豆蔻、炙甘草，甘辛大温，温中益气；生姜大辛温，能散清湿之邪；葱白辛温，以通上焦阳气，故以为佐。又云：补下治下，制以急，急则气味厚。故大作剂服之，不数服泻止痛减，足胻渐温，调其饮食，逾十日平复。明年秋，过襄阳，值霖雨，阅旬余，前证复作。再依前灸添阳辅，各灸三七壮，再以前药投之，数服良愈。（元·罗天益《卫生宝鉴·卷二十二》）

按：本案为元气虚衰而感寒湿所致，自利、完谷不化为脾肾阳虚，脐腹冷痛及腿脚冷为寒湿。脉沉细而微正为阳气虚弱，阴寒凝滞之象。故以白通汤加味治之。

第四节　散脉

一、脉象

1.定义

浮散无根，稍按则无，至数不齐。

2. 歌诀（《濒湖脉学》）

【体状诗】

散似杨花散漫飞，去来无定至难齐。

产为生兆胎为堕，久病逢之不必医。

【相类诗】

散脉无拘散漫然，濡来浮细水中绵。

浮而迟大为虚脉，芤脉中空有两边。

【主病诗】

左寸怔忡右寸汗，溢饮左关应软散。

右关软散胻胕肿，散居两尺魂应断。

3. 脉象示意

见图 5-7。

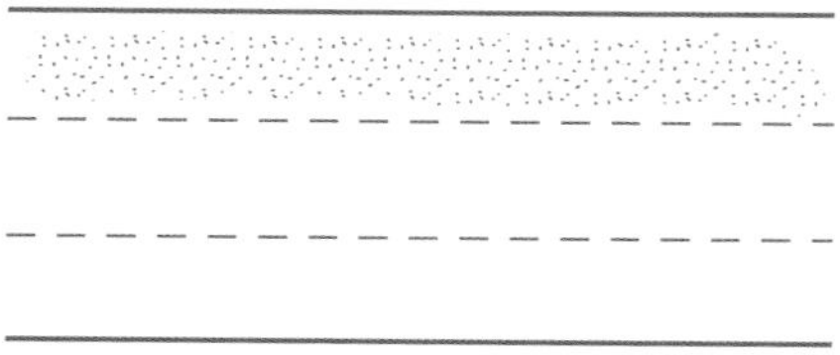

图5-7　散脉脉象示意

4. 诊法

散脉的具体脉象是，脉搏忽大忽小，忽现忽隐，脉管虽大亦显散乱，乍隐则感飘忽。此即古人所称的"散若杨花无定踪"的真实形象。

从脉象要素来把握其特点：

脉位上，散脉偏浮；脉力上，其脉浮大无力，而且脉力不均匀，中取渐空，或稍用力即空，重按欲绝无根；脉率上，其快慢不一（即三五不调）。

5. 鉴别

（1）**散脉与濡脉相鉴别**　二者在脉力上有明显的轻重之别，所代表的病因病机也有明显的轻重不同。濡脉偏浮而弱，且脉体细，但脉力均匀，脉率也均匀，重按之仍然有根，脉力不绝，其脉管明显偏软，稍有模糊，其病机主要是虚和湿邪；散脉是严重的虚损脉，稍用力按之则无根而空，其病机重点在于虚弱和虚脱。

（2）**散脉与微脉相鉴别**　二者均为虚弱之脉，但散脉是浮大无力，按之欲绝，微脉并无浮大之象，主要是脉力微弱，按之欲绝。

（3）**散脉与虚脉相鉴别**　二脉均为无力之脉，且虚脉也可以浮大无力，但虚脉不像散脉那样涣散，按之即无。

（4）**散脉与芤脉相鉴别**　芤脉也是浮大按之中空，但其脉大而不散漫，其脉浮取时脉力较虚脉脉力大，按之中空而上下两边皆有脉形。

6. 形成机理与诊断意义

（1）气血耗散，元阳散脱　多见久病体虚者重症，常发生于患者死亡之前。

久病体虚的患者出现散脉，即为死亡前的预兆。因久病体虚之人，本已气血和元阳大虚，出现散脉则表明元阳浮散于外，即中医所说的"阴阳离决"的状态，意味着生命即将结束。

（2）气随津脱或气随血脱　散脉也可见于急性病中，多为气随津脱或气随血脱的危急重症，也意味着随时死亡。

在津液突然耗损或精血大量虚脱时，由于阴阳互根的机理，阳气失去阴液的收敛，而无以依附，则可随之而向外离散虚脱。

如在高温环境下持续大汗淋漓，津液丢失太多，或在大量吐泻后的津脱，均可出现阳气随津而外泄，此即气随津脱，会致神昏倦怠，气息奄奄，甚至很快死亡。又如在急性大量出血后，阳气无以依附而向外离散，也容易出现气息断绝而死亡。

在气随津脱或气随血脱的紧急情况下，急需用收敛固脱之法，尚有一部分人可以挽救，临床可参考运用独参汤之野山参回阳，并用收敛固涩药如山茱萸、五味子、煅龙骨、煅牡蛎之类药，以延续生命。

在脱证出现散脉之前，可能会出现别的脉象如芤脉、虚脉、弱脉，甚至可见微脉，这些都不至于死亡，因为仅是出血，还未气脱，则脉尚未至外浮而散，但若见到散脉，已达阳气虚脱的地步，则病情十分危重了，此时急用固脱的方法，一部分人可能将散脉收敛回来，回到微弱脉，再慢慢回到前面的芤、虚、弱等脉。临床上以脉象慢慢好转为佳兆，突然好转反而不是好现象，这是在诊治危重病中需要时刻观察和警惕的。

二、临床应用

1. 脉浮散无根

【作者医案】

　　患者，男，53岁。2018年6月20日诊。因腰椎间盘突出疼痛，在附近的盲人按摩店做治疗。按摩师身强力壮，用持续强手法刺激后，李某突发面色苍白，冷汗淋漓，神志昏迷不清。恰好按摩店与门诊相邻，按摩师将其抱来急救。患者身材消瘦，面色淡暗，满头冷汗，手足冰凉，两眼朦胧，呼吸气微，全身瘫软如泥，口微张，笔者向他问话时，对方已不能作出任何反应。舌象未诊，急诊其脉：浮散无根，极细极软，脉疾数无力。紧急情况下来不及熬制汤药，让门诊护士找来一根直径2cm的艾条，手持艾灸患者脐，以雀啄的手法，连续10min左右，患者冷汗渐渐止住，四肢慢慢回暖，神志慢慢清醒，眼睛张开，自诉头晕，再改灸气海半小时。灸完后头晕消除，当即起立行走如常。

此案为阳气虚脱证，多因体虚或饥饿后气血大虚，又经过度劳累或受剧烈刺激而致阳气外浮，津随气脱，用药上可选参附汤合生脉散，也可采用艾灸神阙、气海、关元。

2. 散脉与弦大脉相兼

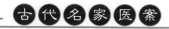

古代名家医案

一男子，年二十岁，因连夜劳倦不得睡，感寒嗽痰，痰如黄白脓，嗽声不出，时初春大寒，与小青龙汤四帖，觉咽喉有丝，血腥气逆上，血线自口中左边一条，顷遂止。如此每昼夜十余次，其脉弦大散弱，左大为甚，人倦而苦于嗽，予作劳倦感寒。盖始因强与甘辛燥热之剂，以动其血，不急治恐成肺痿，遂与人参、黄芪、当归身、白术、芍药、陈皮、炙甘草、生甘草、不去节麻黄，煎熟入藕汁治之，两月而病减嗽止。却于前药去麻黄，又与四帖而血止。脉大散尚未收敛，人亦倦甚食少，遂于前药去藕汁，加黄芩、缩砂、半夏，至半月而安。（明·高宾《丹溪治法心要·卷一》）

按：咳嗽发于初春大寒之节，医者执着于五运六气，认为外寒内饮，以散外寒除寒饮之小青龙汤治之，殊不知，此患者为劳倦伤及气血，体内有虚热，而外寒引动虚热导致的病症，所以服之不仅无效，反而变生咯血一症。

体虚劳倦是体质因素，体内有热可以从痰质和痰声看出，痰黄白脓，说明体内阴血虚而有燥热，热腐成脓。嗽声不出，说明痰热稠浊，为外寒郁闭，此时应该用清化痰热之剂，如千金苇茎汤之类的方药，适当佐以清补气血之剂。但误治之后，势已至此，不得不重新计较。

脉弦大散弱，弦大说明体内热势正盛，但散而弱，说明正气虚弱，甚至有欲离散之势。左大为甚，说明肝气受热之催动，更易出现动风动血之症。事实是已经出血了，说明出血之势还可能加重。此时处于正虚邪实，攻补两难的境地。

疾病虽由外寒诱发，但疾病随着体质而变化，因正气欲离散，阳气虚弱，不得再攻邪。如张仲景所说：急当救里。朱丹溪以参、芪、术、归、芍等救里，但浮散之脉，人正气欲脱之热，笔者认为是否可用生脉散加山茱萸来治疗？因人参、麦冬、五味子可补气滋阴润燥，还可收敛正气以防虚脱，山茱萸收敛正气、滋阴温补而不敛邪。而麻黄可以不用。虽然麻黄可以平喘止咳，但显得燥烈，止咳之品不独有麻黄，还可用竹茹、竹沥、鱼腥草、地龙等凉热化痰之品似乎更稳妥。仅提出此看法进行探讨。

第五章　脉搏的强弱

方中加藕汁止血，兼滋阴润燥，且有止咳的作用。服药后血止嗽止，脉仍散大，食少，仍以前方补养气血之品去麻黄之辛温发散，加黄芩、砂仁、半夏调治。黄芩与半夏合用，可凉血止咳、清化痰热。半夏与砂仁合用，可以化痰、行气、健胃、消食，如此则扶正为主，兼清余邪，善后调理之法考虑周全。

本案脉诊决定了攻补的治疗原则和具体用药之比例。

第五节　弱脉

一、脉象

1. 定义

极软而沉细。

2. 歌诀（《濒湖脉学》）

【体状诗】

弱来无力按之柔，柔细而沉不见浮。

阳陷入阴精血弱，白头犹可少年愁。

【相类诗】（与濡脉部分相同）

浮而柔细知为濡，沉细而柔作弱持。

微则浮微如欲绝，细来沉细近于微。

浮细如绵曰濡，沉细如绵曰弱。浮而极细如绝曰微，沉而极细不断曰细。

【主病诗】

弱脉阴虚阳气衰，恶寒发热骨筋痿。

多惊多汗精神减，益气调营急早医。

寸弱阳虚病可知，关为胃弱与脾衰。

欲求阳陷阴虚病，须把神门两部推。

弱主气虚之病。仲景曰：阳陷入阴，故恶寒发热。又云：弱主筋，沉主骨。阳浮阴弱，血虚筋急。柳氏曰：气虚则脉弱，寸弱阳虚，尺弱阴虚，关弱胃虚。

3. 脉象示意

见图5-8。

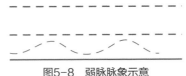

图5-8　弱脉脉象示意

4. 诊法

弱脉是指浮取时指下感觉不明显，中取、沉取虽能感觉到明显的脉搏跳动，但均无力。多数弱脉兼有细象，常描述为细弱脉，但也有不细的弱脉。

5. 分类

根据诊法进行分类，可知有不细的弱脉和细弱脉两类。

一般来说弱脉即是偏沉的脉，所以临床上不再按浮沉来划分弱脉，即可以称为沉弱脉，而不说浮弱脉。

6. 鉴别

（1）弱脉与濡脉相鉴别　二脉均为无力脉，但弱脉为沉细软，濡脉为浮细软。弱脉较之濡脉的力度更弱一些，造成这种指感差别的原因：一是因为濡脉脉位偏浮，弱脉脉位偏沉，脉位浅表的脉象较脉位深层的脉象要明显一些，故濡脉比弱脉的力度要稍大一点；二是因为濡脉产生的机理多为虚实夹杂，弱脉产生的机理多为纯虚证，濡脉体现了正邪相争的状态，故其力度比弱脉要稍大一点。

（2）弱脉与软脉相鉴别　弱脉特指脉搏之力度较正常脉象要明显弱一些，其脉位也要偏沉一些。而软脉是指脉搏搏动力弱稍弱于正常脉象，同时其脉管张力比正常脉管要明显软一些。二脉相比较而言，弱脉强调的脉搏力度弱，而软脉强调的是脉管的紧张度低。

（3）弱脉与微脉相鉴别　二脉的力度均较弱，但微脉的力度更加微弱，我们形容为"脉微欲绝、若有若无"。

（4）弱脉与虚脉相鉴别　弱脉与虚脉都是无力的脉象，但两者的区别在于脉位深浅的差异，一般来说，"沉以候弱，浮以候虚"，即弱脉偏沉，虚脉偏浮。

（5）弱脉与细脉相鉴别　弱脉强调的脉力较弱，而细脉的力度可以大可以小。细脉强调的是脉管宽度较细，弱脉的宽度多为偏细，但也有不细者。细脉也特别强调应指明显，这也是区别弱脉的一个特点，因为弱脉力度较弱时也可以应指不明显。

7. 形成机理与诊断意义

（1）阳虚或气虚　弱脉最常见的形成机理是阳气虚。

阳气虚包括阳虚和气虚两类。一般气虚是强调气的推动无力，阳虚是强调气的温煦功能不足，但二者也有一些共性，即气虚和阳虚均有推动无力的特性，也均具有温煦不足的特性。

推动无力则脉弱；温煦不足则生内寒，寒主收引，故脉象多呈沉脉。故阳虚或气虚者多弱脉。

气虚者以推动无力为主，而温煦功能尚可时，也可出现脉位略浮的虚脉。

故气虚既可见到脉位偏浮的虚脉，也可见到脉位偏沉的弱脉，阳虚则多见到脉位偏沉的弱脉。

（2）**精血亏虚**　精血亏虚者多伴有阳虚或气虚，也可呈现弱脉。尤其肾精亏虚者，多有肾气虚衰之象，更易出现弱脉。因精血亏虚已影响及全身多脏腑的整体状态，故此时的弱脉是寸关尺均弱，而不只限于尺脉一部。

（3）**阴虚日久**　阴虚日久者，多伴有气虚，气阴两虚可呈现弱脉。

但阴虚内热亢盛者，有时不会表现为弱脉，因阴虚有热者，常兼见骨蒸潮热、五心烦热、颧红盗汗等内热亢奋的症状，内热推动气血向外，故多见浮细数脉，或沉细数脉，甚至因内热亢盛而表现为沉细数略显有力之脉，或者兼见有内火郁滞之弦脉。

（4）**由实脉变弱者多为邪退正复**　在正气不弱，邪气入侵时，正邪斗争会比较剧烈，气血与邪气相搏结，故多出现实脉。

正邪斗争时出现的实脉，还有一个很重要的原因，是人体将平时潜藏的阳气调动起来，向着邪气所在的部位进攻，而使气血产生剧烈的变动，便出现了实脉。

正邪斗争到后期，邪气退去后，阳气自然不必再被调动，故又将处于平时的潜藏状态，血脉复归于平静，故实脉可转为弱脉。反之，若平时略显弱脉的患者再次感受外邪时，也会再次将潜藏的阳气调动起来与邪气相抗争，而弱脉也会再次变为实脉。

实脉转为弱脉的另一个原因是：在正气将邪气消耗殆尽时，正邪斗争由剧烈变为缓和，同时正气也有一定消耗，故脉搏力可由实脉转为弱脉。

如何鉴别以上两种情况？前者是虽弱而沉按有根，后者是弱而沉按较正常要明显无力。当然二者在四诊上也有所不同，前者精神较好，病愈后不需再用药调理，后者略显疲乏无力，常常需要一段时间的调养方可恢复，可采用古人的"糜粥自养"的方法，也可采用后世医家发展起来的一些食疗方法进行调理。

（5）**三关脉弱的病机**

① 寸脉为上焦，寸脉弱多为上焦阳气虚衰病证，如心肺阳气虚弱。或中下二焦阳气虚衰，不能达于上焦而表现为寸弱。

② 关脉主中焦，关脉弱多为脾胃气虚、阳虚，或为肝气虚、肝阳虚、肝血虚等。

③ 尺脉主下焦，尺脉弱多为肾阳、肾气或肾精亏虚。

三关脉弱与脏腑病变关系的经验判断值得参考，但临床上多数需要四诊合参整体考察方不致失误。

二、临床应用

1. 脉沉弱

【作者医案】

患者，女，39 岁。2018 年 10 月 13 日诊。形体偏瘦弱，面色少华，精神疲乏，胃纳一般，睡眠欠佳，有时口干但饮水不多。月经不调，经期常推迟一周左右，行经四天左右，量少，经色淡暗。月经前易烦躁。冬天手足冰冷，欲调身体生二胎。舌暗淡，苔薄白（图5-9），舌下脉细，脉沉弱，略细弦。

从症状上看，为脾肾气血虚弱；从脉象上看，沉弱为气血虚，但略细弦，说明肝阴血虚较为明显，结合睡眠多梦，口干和经前烦躁的症状，可知肝阴虚内热郁滞。故治疗以调肝脾为主，补脾气，益肝血，兼以补肾，处方柴胡桂枝干姜汤合当归芍药散：柴胡 12g，桂枝 10g，干姜 6g，黄芩 8g，生牡蛎 12g，生甘草 6g，天花粉 12g，煅龙骨 15g，当归 15g，炒白芍 12g，赤芍 10g，川芎 8g，茯神 15g，炒白术 12g，泽兰 18g，仙鹤草 30g，肉苁蓉 15g。

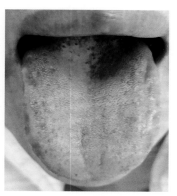

图5-9　舌暗淡，苔薄白

服药两周后，食欲和睡眠明显改善，精神较前好转，手足温，舌象同前，脉象较前有力。再以前方制蜜丸续服两个月。

2. 脉右寸软弱，两尺亦弱

古代名家医案

陈光禄松峦翁，长厚君子也，而存心博爱。常五更胸膈胀疼，三吴名家遍延而治，寒热温凉药味备尝，竟无一效。礼予诊之，右寸软弱，左平，两尺亦弱。予曰：此肺肾二经之不足也，补而敛之，可无恙矣。以补骨脂、山茱萸、人参各三两，鹿角胶、鹿角霜各五两，杜仲、巴戟天、白茯苓、车前子各一两五钱，干山药二两，鹿角胶酒化为丸，空心淡盐汤送下。又以御米壳去筋膜蜜水炒三两，诃子面煨去核一两，陈皮一两半，炼蜜丸，五更枕上白汤送下一钱。服一月，病不再发。翁由是交予极欢也。及见予《玄珠》稿（指《赤水玄珠》，编者注），大称快，

第五章　脉搏的强弱

语曰：医家凡得一方，辄自秘以为高，君独欲公诸人，是有意于寿苍生者。亟付剞劂，予当助梓。因手录予百余方，制丸散以施，而亦无人德我之望。（明·孙一奎《孙文恒医案·卷二》）

按：五更时分发病，当与肾之脏气虚弱有关。更见右寸脉弱，双尺弱，可知确有肾虚，且肾虚及肺，肺肾两虚。故胸膈胀痛之症应从肺肾阳气虚弱着手考虑。即肺肾之气虚弱而无力运行，留滞于中上焦之处所致。方以人参补益肾中元气和肺气，山药、茯苓补脾气而生肺气，茯苓与车前子配伍，也使得诸补药补而不滞。补骨脂、山茱萸、鹿角胶、鹿角霜、杜仲、巴戟天以温补肾阳为主，兼以收敛阳气之山茱萸和诃子。使得补气之力更加峻猛。但为防止峻补阳气导致壅滞，则加入陈皮以利气机。五更枕上送服，是取其先其发病之机而治的截断疗法之义。

3. 脉沉弱

古代名家医案

隐士陈眉公，患三日疟，泱气未瘳。素畏药饵，尤不喜人参。余诊其脉，浮之则濡，沉之则弱，营卫俱穷，故绵延不已。因固请曰：夫素不服参者，天畀之丰也。今不可缺者，病魔之久也。正气虚愈，脉如悬丝，而可拘以常乎？变通趋时，不得失也。先服人参钱许，口有津生，腹无烦满。乃色喜云：素所胶而不化者，今日发吾覆矣。敢以性命委重，惟兄所命耳。遂以人参一两，何首乌一两，煎成膏，加姜汁一钟。甫一剂而势减七八，再进而疟遂绝。（明·李中梓《李中梓医学全书·里中医案》）

按：疟疾多以湿邪论治，本案久疟不愈，虽有疟邪入侵的病因，也应考虑是否有正虚的因素。

如何分辨疟之虚实？除以病程长短判断外，应以脉诊为重点参考标准。其脉无论轻取重取均为弱脉，本案中"濡"也为弱的意思，只其脉位偏浮时所感知故称为"浮之则濡"。据脉可知营卫俱弱，乃是按照阴阳脉法分析所得：浮取候卫阳，沉取候营阴，二者均弱则为营阴与卫阳均虚。疟邪乘虚而入，正不胜邪，故病程较长，发病绵延不已。

治之之法，当以扶正为主，祛邪为辅，正虚时当急扶正，待正气稍复，则扶正祛邪并举。因患者平素不喜药饵，尤其不喜服用补气之人参，但本病又须以人参扶助正气，故先劝说患者试服少量人参（钱许），服后口中生津，腹无烦满，说明两点：一是人参可以补气生津，营卫俱补；二是真正虚损病人服之，服人参后并未出现气逆"上火"之弊，若平素身体不甚虚弱之人服用大补元气之人参则有可能上火，这也正说明本案患者虚损较重，药证相对。故患者喜笑颜开，愿遵医嘱。之后所开处方为何人饮加减，其意为扶正祛邪，人参大补元气，何首乌补益肝肾阴血为主，兼能治疗久痢久疟，散外风疮痛，《本草纲目》中载何首乌：此物气温味苦涩，苦补肾，温补肝，能收敛精气，所以能养血益肝，固精益肾，健筋骨，乌发，为滋补良药，不寒不燥，功在地黄、天门冬诸药之上。气血太和，则风虚、痈肿、瘰疬诸疾可知（除）矣。《本经逢原》指出：生则性兼发散，主寒热疟，及痈疽背疮皆用之。这两处记载，提示何首乌本具有扶正祛邪而治疟疾之功。所用人参和何首乌均量大至一两，二药制成膏剂便于久服，加姜汁是为健脾胃之运化，使膏剂更易于吸收。

4. 脉濡弱

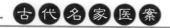

　　一妇经行，泻三日，然后行。诊其脉，皆濡弱。曰：此脾虚也。脾属血属湿，经水将动，脾血已先流注血海，然后下流为经。脾血既亏，则虚而不能运行其湿。故作参苓白术散，每服二钱，一日米饮调下二三次，月余经行不泻矣。（明·汪机《石山医案·卷中》）

　　按：经前腹泻，与肝木乘脾土有关。女子经前肝气多旺，若素有脾虚则易致纳少、腹胀、腹泻等证，本案经行时泻，与脾虚水湿相关。脾虚则肝木乘之，验之于脉即为濡弱脉，未见弦脉，故以脾虚为病之本，从脾治疗，以参苓白术散取效。参苓白术散为一首平补脾气与脾阴兼利水湿的方剂。

5. 脉弱无力，两尺浮而弱

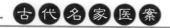

　　一妇，长瘦色黄白，性躁急，年三十余。常患坠胎，已七八见矣。居士（指汪机，编者注）诊之，脉皆柔软无力，两尺虽浮而弱，不任寻按。曰：此因坠胎太多，气血耗甚，胎无所滋养，故频坠。譬如水涸而

禾枯，土削而木倒也。况三月、五月正属少阳火动之时，加以性躁而激发之，故坠多在三、五、七月也。宜大补汤去桂加黄柏、黄芩煎服，仍用研末蜜丸服之，庶可存全。服半年，胎果固而生二子。（明·汪机《石山医案·附录》）

　　按：脉弱无力为虚证，尺弱则为肾气虚损。参之于病史，可知肾之气血虚损无以养胎所致。故需双补气血，结合时令之气，三月五月之时人体少阳之气易动，故去十全大补汤中肉桂之燥烈，加黄芩、黄柏泻其相火。此方实取自泰山磐石散的方义。

6. 脉尺弱而无力而寸关虚大

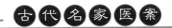

　　柴屿青治吴颖庵少廷尉甥闳，年三十。口舌生疮，下部泄泻，脉尺弱而无力，寸关豁大。此阴盛于下，逼阳于上，若用凉药清火则有碍于脾，用燥药治脾则有碍于舌，惟有引火归原之法。竟用附子理中汤冷饮，送八味丸三钱。两服顿愈。（清·魏之琇《续名医类案·卷十七》）

　　按：本案脉证相参尤具临床实用价值。口舌疮疡既可为实火，也可为虚火。若不以脉断虚实，则辨证易错。因尺弱而无力，当以肾中阳虚为本，寸关空豁而大，说明此为肾中阳虚火上炎至上焦，故口舌疮疡应为肾中龙雷之火上浮所致。

　　本案以引火归原为法，用附子理中汤及八味丸温阳补肾，引火归原，取冷饮则为反佐之法，以防阴寒过盛而格拒。

第六节　濡脉

一、脉象

1. 定义

浮而形细势软，不任重按，重按不显。

2. 歌诀（《濒湖脉学》）

【体状诗】

> 濡形浮细按须轻，水面浮绵力不禁。
>
> 病后产中犹有药，平人若见是无根。

【相类诗】

> 浮而柔细知为濡，沉细而柔作弱持。
>
> 微则浮微如欲绝，细来沉细近于微。

浮细如绵曰濡，沉细如绵曰弱。浮而极细如绝曰微，沉而极细不断曰细。

【主病诗】

> 濡为亡血阴虚病，髓海丹田暗已亏。汗雨夜来蒸入骨，血山崩倒湿侵脾。
>
> 寸濡阳微自汗多，关中其奈气虚何。尺伤精血虚寒甚，温补真阴可起疴。

濡主血虚之病，又为伤湿。

3. 脉象示意

见图 5-10。

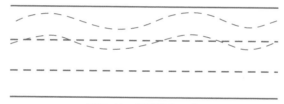

图5-10　濡脉脉象示意

4. 诊法

濡脉有两个主要特点，一是脉搏搏动的力度弱，二是指下感到脉管壁软绵绵，甚至感到脉体模糊，边界不清。在这两个特点之下，濡脉常可兼有浮和细的特征，但也有一部分濡脉不浮也不细，由于其脉管模糊不清，细的特征多数不明显，有的反而会比较宽大。

5. 分类

如上所述，濡脉多意味着浮而细软，但有时也包含了浮软而不细的脉。

6. 鉴别

（1）濡脉与虚脉和弱脉的鉴别　三者均为无力脉，但虚脉和弱脉的无力是专指脉搏的力弱，不包括脉管的弹力弱，濡脉除了脉搏力弱以外，还兼有脉管的软弱缺乏弹性。

（2）濡脉与软脉的鉴别　软脉也是指脉搏力弱和脉管弹性降低，濡脉之软脉的特点可以是一样的，但濡脉在软脉基础上，还兼有脉管的模糊感，软脉并不强调脉管的模糊感，仅是脉管壁张力不高。

第
五
章

脉
搏
的
强
弱

（3）**濡脉与微脉的鉴别** 二脉都是柔软。微脉按之欲绝，若有若无，极细极软，而偏沉脉。濡脉也可以细软，但也可以粗大，侧重在脉软和模糊，力度也小，而且多数都兼有浮脉。

7. 形成机理与诊断意义

（1）**湿邪** 湿邪可分为外湿与内湿，外湿与天气及居处环境潮湿有关，内湿多由脾失健运水湿停聚所致。内湿和外湿相合，二者共同致病。如果体质偏热则为湿热，若体质偏寒则为寒湿。

湿伤人体产生的后果，正如《素问·生气通天论》所言："因于湿，首如裹，湿热不攘，大筋缓短，小筋弛长，缓短为拘，弛长为痿"。湿为易浊之邪易阻碍清阳之气，故头重头昏如裹，大筋拘挛，小筋松弛。这里的"小筋"应当包含血管在内。血管壁是有弹性的筋，当有湿邪侵袭时，因湿邪具有黏滞之性，可附着于血管壁上，阻滞血管壁的气血通道，使血管壁失去营养，继而失去弹性，而呈现痿软的状态。

濡脉就是这样产生的：湿邪黏滞于血管壁，故有软弱无力的表现；湿性黏滞，可以使脉管边缘与周围组织黏滞不清，故脉管模糊不清。因湿邪郁阻阳气而化热，故时间稍久易化为湿热，故其脉位多偏浮，若湿邪未化为湿热，则脉位不一定偏浮。此外，湿邪为阴邪，若湿邪更兼有寒邪，则能阻碍阳气，阳气不通则脉道变细；又因湿邪为实邪，也可充实于脉道，故脉道有时也可不偏细，甚至会变得充实宽大，特别是湿邪化为湿热之邪时，脉道更易宽大。

湿邪与脾不健运有关，但一般不要补脾，而以祛湿为主，此时辨证仍以实证为主，湿邪去则脾自健。中医用于祛湿的方剂如三仁汤、藿香正气散、藿朴夏苓汤、藿朴杏苓汤、五苓散、四苓散、平胃散等，要根据情况辨证选用。

湿邪与三焦之水道关系密切，因此湿邪入三焦之膜时，我们要特别注意选用能祛除焦膜湿邪的药物来调治，如槟榔、大腹皮、木瓜、草果、厚朴等。若湿邪经由三焦进入了心包膜，引起了心脑神志的病变，则应考虑应用菖蒲、郁金、远志等能祛除心包膜之湿邪的药物。

若经过正确服用利湿药后，濡脉渐渐消失，即脉管边界由模糊转为清晰，则表明湿邪已退。

（2）**阴阳气血虚弱** 濡脉软弱无力，也可出现在虚证当中。此时的濡脉特点常为无力而软，脉管亦软，但兼有浮而细。

阳气虚者可出现濡脉。因阳气虚衰，无力鼓荡血脉，故脉细而无力，阳虚而浮，气虚不得固于其位而外越，致脉细无力而浮。

阴血脉也可出现濡脉。阴虚血脉失充而脉细，阳气浮越而脉浮。血虚不能充盈于脉故脉细，血虚气失所恋而浮，故脉浮。

气血俱虚，更可见脉浮细无力。阴阳两虚，更可见脉浮细无力。肾精亏虚也可出现濡脉。

此时的濡脉侧重于软弱无力,脉管虽也有模糊之象,但较之前述湿邪之濡脉,其模糊之象不太严重。

(3)三关脉濡的病因病机 寸脉濡可因上焦气虚或阴虚阳浮,临床可见少气乏力而汗出等气虚或阴虚的症状。关脉濡可因中焦气虚或肝气虚。尺脉濡可因下焦精血亏耗或阳气虚衰。

此病机与上述第(2)个类似,只是加上了病位的要素,临床上应根据四诊合参判断具体的病位。

在三关脉濡的诊察上,应特别注意右关脉更易出现濡脉,这即右关脉现濡脉在临床上出现的频率较高。分析其原因主要是:右关脉定位为脾胃;脾主运化水湿,胃为水谷之海,若脾胃功能障碍,常与湿相关,可为湿邪伤脾或脾虚生湿两种病机,无论哪种情况均可致关脉出现濡脉。湿邪所致的右关濡与脾虚所致的右关濡,二者在脉的力度上稍有区别,即脾虚者更显濡而无力,湿邪伤脾者可能为濡而稍有力。但因濡脉本有软弱感,临床上有时也很难准确区分,此时必须四诊合参方能精确判断。

二、临床应用

1.脉濡数乏力

【作者医案】

患者,女,60岁。2018年9月20日由女儿陪同来诊,自诉因两月前吹空调后头痛、鼻塞、畏风,服用西药三天,头痛、鼻塞均除,出现头昏头晕。至今已头昏头晕一个多月,严重影响生活,常因头晕不能正常站立而卧床,头昏沉致记忆力明显下降。全身酸软疲乏,形体虚弱,脸有虚浮貌。食欲尚可,二便调,睡眠一般。舌淡嫩,苔薄白(图5-11),脉濡数乏力。

初诊以补中益气汤三剂,无效。二诊时以补中益气汤合生脉散,一剂药后头晕头昏除,连服五天后,精神转好,身体酸软除。

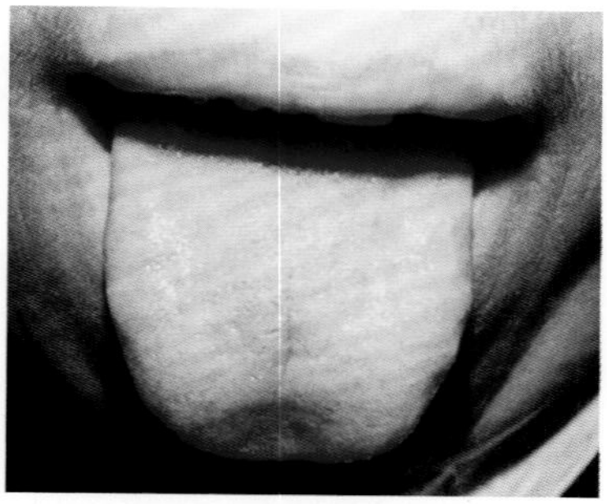

本案濡脉主脾肺气虚,濡脉虽与湿邪相关,但脾气虚也可现濡脉,临床应据季节环境、体质特点以及四诊提示的病机具体考虑。初诊无效是因没照顾到患者年高体衰,心肺气阴两虚的体质以及暑热伤及气阴的病机。合上生脉散后,脾、肺、心气均得养,清阳之气得以上升于头。临床经验表明,对于气阴两虚所致头晕,单用生脉散也有良好的效果。

图5-11 舌淡嫩,苔薄白

古代名家医案

一妇年逾五十，其形色脆弱。每遇秋冬，痰嗽气喘，自汗体倦，卧不安席，或呕恶心。诊之，脉皆浮缓而濡。曰：此表虚不御风寒，激内之郁热而然。遂用参、芪各三钱，麦冬、白术各一钱，黄芩、归身、陈皮各七分，甘草、五味各五分，煎服十余帖而安。每年冬寒病发，即进此药。次年秋间，滞下，腹痛后重，脉皆濡细稍滑。予曰：此内之郁热欲下也。体虽素弱，经云有故无损。遂以小承气汤，利两三行。腹痛稍除，后重未退。再以补中益气汤加枳壳、黄芩、芍药煎服，仍用醋浇热砖布裹，坐之而愈。是年遇寒，嗽喘亦不作矣。（明·汪机《石山医案·卷上》）

按：痰嗽气喘，或恶心作呕说明体内有痰热，但自汗体倦说明表气虚弱，汗失固摄，验之于脉，浮脉为表，缓脉为虚，濡脉为痰湿，故辨证为表虚不御风寒，兼内郁痰热。方以人参、黄芪、麦冬、白术、当归、五味子、甘草补益气阴，其中含有生脉散益气固表，又有黄芪、白术相伍含有玉屏散之意，具有固表敛汗而防风邪的作用，陈皮化痰，黄芩清里之郁热，二药均可止呕化痰热，故服之体安。

次年又患滞下症，即痢疾，脉仍濡且滑，濡为湿，滑为热，说明大肠湿热，兼见细脉说明气血两虚，此为素体虚弱所致。治病应分先后，急则治标，宜祛邪以扶正，应清热除湿，可用半夏泻心汤或葛根芩连汤类方药，汪氏以小承气汤治之，此方清热下气不除湿，故腹痛消除而后重未除。其后以补中益气汤加枳壳、黄芩、芍药，即补益中气兼除湿热，其中芍药可利血滞而柔肝缓急，伍枳壳可治气血壅滞，标本兼顾，故治之愈。

3. 脉濡缓

当代名家医案

患者，女，62岁，1961年4月1日初诊。二十年来经常腹泻，近年来才基本治愈。去年夏季开始舌干并见舌苔发黑色，曾服中药而好转，至同年9月有心绞痛现象，那时舌仍黑而干，因出差，于11月发现颜面及腿浮肿，并头晕，觉身有摇晃感，舌苔如前，今年1月请某中医治疗，身已不摇晃，舌干及苔黑亦好转，后服人参归脾丸，近来浮肿尚未痊愈，舌苔又觉干黑，失眠很久，常服安眠药，食欲较差，二便正常，无吐痰及发热。脉沉濡，舌质淡，苔薄白滑罩灰，证属脾湿，乃实非虚，湿郁化热，治宜和脾利湿。

处方：连皮茯苓三钱，薏苡仁四钱，萆薢三钱，石斛三钱，茵陈三钱，大豆黄卷四钱，枯黄芩一钱，广陈皮一钱半，法半夏二钱，建曲二钱，通草一钱半，大腹皮一钱半。服四剂。

配合长期服保和丸后，后经上方加减服用，并症状基本消失，未见复发。（薛伯寿《蒲辅周医学经验集》）

按：足部浮肿、胃纳差、舌苔黑加之脉濡，可知患者中焦湿热较重。蒲老以和脾利湿法调治，处方一直不离淡渗利湿，芳香化湿，并以保和丸消食化湿而健脾，于药味平淡中见功。

4. 脉细濡（脉细模糊）

当代名家医案

患者，女，45岁，2005年2月16日就诊。主诉：汗出身冷1年余。10年前曾因动脉导管未闭行手术，术后稳定，素易感冒。今年1月因感冒引发心力衰竭，住院治疗，症状控制出院。但一直有阵发身热，汗出，继则身冷恶寒，气短乏力，纳差，食后恶心，喉梗，大便偏干，口干欲热饮，两颧暗红，咽喉壁暗，舌质暗淡，苔厚偏黄，脉细模糊，不流利，不规则，两寸相对微浮。此属湿困，乃湿痰郁热于上焦。治以化湿透热兼化痰。处方：上焦宣痹汤参菖蒲郁金汤法：郁金、竹茹、杏仁各15g，枇杷叶、射干、菖蒲、桔梗、连翘、枳壳、滑石、芦根各10g，茯苓20g，白豆蔻6g，通草5g。服7剂后，头汗止，喉梗尽除，口干、热感、烦躁也减，苔转薄黄，但仍较乏力。此湿化热退，但未全净，继守上方去滑石、芦根，加三七粉3g（冲服）、丹参15g，再进7剂以善后。[黄希，胡任飞.从三焦理论看上焦宣痹汤的灵活应用[J].四川中医，2006，24（6）：95-97.]

按：本案之多汗症为湿热郁滞于上焦所致。脉象模糊不清即为濡脉，

第五章 脉搏的强弱

111

为湿滞之象，阵发身热汗出、口干、喉梗、烦躁均为湿郁化热，两颧暗红为湿郁化热入于营分。故以上焦宣痹汤清利上焦之湿热，合菖蒲郁金汤引营分之热透达于外。

5. 脉细濡

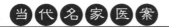

患者，女，50岁。1986年3月12日初诊。自诉：患风心病十余年，经多方治疗，无明显好转。现仍心慌气短，关节疼痛。脉细濡，缓动，不匀，关寸略大，舌苔白腻。辨证：中气不运，脾虚肝郁，肺胃不降，气血亏损。诊断：风湿性心脏病。治则：健脾疏肝，清降肺胃，益气活血。处方：茯苓9g，炙甘草9g，炒杭芍12g，粉牡丹皮9g，制何首乌20g，广橘红9g，炒杏仁9g，法半夏9g，广郁金9g，北沙参12g，柏子仁9g，砂仁6g，白茅根9g，丹参15g，红参（另煎）5g。5剂，水煎，温服。

后以上方加减治疗3个月，诸症基本消失。（孙洽熙《麻瑞亭治验集》）

按：本案四诊资料较少，仅见心慌气短、关节疼痛及舌脉表现，此时尤其需要脉症合参方能识别其病机。由苔白腻可知病邪主要在湿，脉细濡有两层含义：一是湿邪阻滞而脉细濡；二是阳气虚弱无力推动则脉细濡。关寸脉略大与外来风湿有关。由脉析症：气短心慌为心肺气虚兼湿阻心肺，关节疼痛与风湿外侵有关。湿最易伤脾，脾虚湿阻，则肝气郁滞，肝气滞则肺气不降，肺气不降而气短心慌。因脾虚湿阻，营卫气血不得化生，故心肺气血虚运行无力。脾虚而致肝脾不调，土虚木乘而肝气郁滞，故脾虚湿阻为根本。

处方以二陈汤加砂仁健脾祛湿，白芍、牡丹皮、制何首乌疏肝理气，杏仁、郁金、北沙参、白茅根理肺气，柏子仁、丹参、红参益心气。

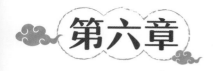

第六章　脉幅的高低

第一节　洪脉

一、脉象

1.定义

脉体宽大，充实有力，状若波涛汹涌，来盛去衰。

2.歌诀（《濒湖脉学》）

【体状诗】

> 脉来洪盛去还衰，满指滔滔应夏时。
> 若在春秋冬月分，升阳散火莫狐疑。

【相类诗】

> 洪脉来时拍拍然，去衰来盛似波澜。
> 欲知实脉参差处，举按弦长幅幅坚。

【主病诗】

> 脉洪阳盛血应虚，相火炎炎热病居。
> 胀满胃反须早治，阴虚泄痢可踌躇。
> 寸洪心火上焦炎，肺脉洪时金不堪。
> 肝火胃虚关内察，肾虚阴火尺中看。

洪主阳盛阴虚之病。泄痢、失血、久咳者忌之。经曰：形瘦、脉大、多气者死。曰：脉大则病进。

3.脉象示意

见图6-1。

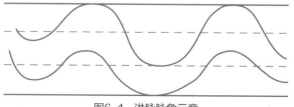

图6-1　洪脉脉象示意

脉粗大而有力，指下有汹涌之势，具体来说：其脉体很宽厚超过正常脉宽，脉幅也很高大，起落感很明显；在脉的力度上，无论浮中沉取均很有力，浮取时比正常人明显得多，中取很充实有力，但在沉取时脉力较浮中取明显减小，表现为虚弱之象。

根据洪脉"来盛去衰"的特点，临床上还可以见到另一种脉象也属洪脉：

脉象特点均同上所述，但在脉的起伏之中又有一个特点，即跳起来时，脉搏很有力，落下去时，脉搏力明显减弱。

5.分类

根据诊法可分为两类：一是在脉势起伏上，起来有力的而落下无力的洪脉；二是虽无脉势起伏的力度变化，但沉取较浮中取明显无力的洪脉。

6.鉴别

洪脉与实脉相鉴别。二脉均为充实有力脉，但实脉只是强调浮中沉三部皆大而充实有力，总体脉象不一定偏于浮脉，脉幅不一定很大，脉宽也不一定很宽，而洪脉强调脉象偏浮而宽，脉幅起落较大，且向上冲击之力较为明显，在沉取时其力明显逊于实脉，有的洪脉在起落时有来盛去衰之感。

7.形成机理与诊断意义

（1）气分热盛 气分热盛有时也称为阳明热盛，也可称为阳明气分热盛。气分证主要代表阳气充盛、正邪斗争剧烈时的表现，临床以发热不恶寒、口渴喜冷饮、大便干结、小便短赤、舌红苔黄燥为特点。

气分热盛的原因可以是外邪入里化热，也可以是五志过极而化火，还可以是内生之邪郁阻化热，如痰湿、食积、瘀血等阻滞阳气郁而化热。但所有这些原因造成气分热盛的前提都是阳气充实。

在阳气充实的前提下，任何邪气都易于从阳化热，热盛则推动血液加速运行，因此脉象多为有力；在阳热的刺激下，备用血量也会被调动，血容量会增加，血管会极度充盈，因而脉体变得宽大；但因持续大热，消耗了备用能量，则脉象在沉取时其脉力较之浮取和中取要弱一些。

为了加强对气分证出现此脉的理解，下面从中医经典著作《伤寒论》原文中的相关论述来探讨气分证的相关病因病机。

《伤寒论》中对洪脉出现于气分实热的辨证论治，集中体现在对白虎加人参汤的论述中，如《伤寒论》第26条："服桂枝汤，大汗出后，大烦渴不解，脉洪大者，白虎加人参汤主之。"《伤寒论》第168条："伤寒病，若吐、若下后，七八日不解，热结在里，表里俱热，时时恶风，大渴，舌上干燥而烦，欲饮水数升者，白虎加人参汤主之。"《伤寒论》第169条："伤寒无大热，口燥渴，心烦，背微恶寒者，白虎加人参汤主之。"《伤寒论》第170条："伤寒脉浮，发热无汗，其表不解，不可与白虎汤。

渴欲饮水，无表证者，白虎加人参汤主之。"《伤寒论》第222条："阳明病……若渴欲饮水，口干舌燥者，白虎加人参汤主之"。我们从这些条文中可以分析出，属于白虎加人参汤之适应证的气分热盛证，其之所以可以表现为"洪大脉"，是因其病机包含了以下三个方面内容。

第一，里实热盛。如上述之"热结在里""无表证者，白虎加人参汤主之"。明确了洪大脉与里实热证有关，里实热盛，故其脉象表现宽大有力，势如波涛汹涌。

第二，津液大伤。如上述之"服桂枝汤，大汗出后，大烦渴不解"为大汗伤津而口渴，"若吐、若下后"也会重伤津液，从而出现"大渴，舌上干燥而烦，欲饮水数升"，津液大伤后，患者口渴必饮水自救。

第三，阳气亏虚。如上述之"时时恶风""背微恶寒者"，均为阳气不能固护体表而出现的恶风寒现象。因此时气随汗泄，热盛耗气，均可造成气虚。阳气亏虚也可造成机体的气不化津，即使饮水也不能解渴。

正因为上述三个方面的病机（热盛、津伤、阳气亏虚），气分证所出现的洪脉可以表现为三个明显的特点：热盛则脉势大而汹涌；津伤则脉虽浮取、中取有力，但在重按时脉管内容物并不充实，比浮取和中取明显要空虚一些；阳气亏虚则脉力会有虚馁之势，主要体现在沉按的脉力较浮取和中取要弱一些，也体现在"来盛去衰"之"去衰"的表现。

《伤寒论》采用白虎加人参汤治疗本证，白虎汤主要清气分实热和补充津伤，人参益气生津。

（2）正常脉象　身体素质较好的人，特别是长期坚持锻炼，体质强壮的人，可表现为洪脉，炎热的夏季或健康人在饮酒之后，均可出现洪脉。

此时所表现出的洪脉，是强调脉体宽大，脉力较大而脉体充实。

（3）气虚　前述气分热盛，热耗阳气，故洪脉可见于气虚，此处要补充的是，不是因热盛耗阳的阳气虚，而是因饮食劳倦等慢性内伤病造成的气虚，同样也可出现洪脉。

饮食劳倦伤及脾胃，阴火上冲可致脉洪。如《脾胃论·卷中》："脾证始得，则气高而喘，身热而烦，其脉洪大而头痛"，此时的脉象为洪脉，而沉按明显无力，所以实为气虚而阳气外浮的表现，应补脾肾元气，除阴火，兼升举阳气，若有少许外邪还可用发散清阳并祛外邪之风药，即常用方剂之升阳益胃汤即具有这些含义。

此时的脾胃气虚证，需要结合四诊资料方可正确诊断，如常见精神疲乏、口舌干苦、身软无力、懒怠嗜卧、体重节痛、纳呆便溏、身热心烦、汗出恶风寒等症状，再见脉浮洪而沉弱即可考虑此病机。

（4）阴虚　前述气分热盛中也提到易伤及津液，津液损伤日久即为阴液亏虚之证，此时临床症状上可见除了口渴、身热、心烦、欲饮水以外，还可兼有便秘、舌红少苔等阴液亏虚之症，可用增液白虎汤加减治疗，即以增液汤滋阴养液，以白虎汤清阳明气分实热。这种患者的体质可能有两种类型：一是素体有阴虚的倾向又患气分实热证；二是素体阳气充实，但患气分实热证后治疗不及时，热邪久稽，久则伤阴液。

在这里我们需要补充的是，与气分热盛证无关的，病机本质上是以阴虚为主者，仍有出现洪脉的可能，其产生的机理和脉象的具体表现如下：

阴虚不能内守，阳气浮于外而脉洪，此时重按无力；或阴竭于下，阳越于上，则寸关脉洪大，尺脉沉细。临床可见舌光绛无苔等阴虚之症。如久泻久痢之症，阴液大伤，此时若出现洪脉，则为阴虚而阳浮，不易治疗，可用酸甘佐咸寒之法治之。

（5）**阴盛格阳** 少数情况下，阴盛格阳也会出现洪脉。其机理是：阴寒内盛而阳气衰微，则阴寒格阳于外，阳气外浮而脉洪，但重按之无力或无根，临床可见精神萎靡、舌淡胖润等阳虚内寒之症。

（6）**虫积** 临床可见腹部有包块蠕动，或走窜不定，并伴有剧烈腹痛，多为虫积扰动气血致气血逆乱，故可见洪脉。

（7）**三关脉洪的诊断意义**

① 寸脉洪为上焦热盛。左寸洪而有力，属心经实热，治当清心泻火；左寸洪而无力属心经虚热，多因肾水亏虚不能上济心火所致，治当滋阴降火。右寸洪而有力，属肺火炽盛，治当泻肺经实热；右寸洪而无力，属肺阴亏虚，或肺肾阴虚，治当滋阴清热。

② 关脉洪为中焦热盛。左关洪而有力为肝经实热，或肝郁化火；左关洪而无力为肝阴虚阳亢。右关洪而有力为胃火炽盛，右关洪而无力为胃阳虚浮。

③ 尺脉洪而按之有力，属下焦实热，可为大肠、小肠或膀胱血室等部位之实热，应结合四诊合参才可判断。尺脉洪而无力，可为肾阴亏虚，阴不敛阳，也可为肾阳虚弱，虚阳外浮，此时临床应可见肾经相关的症状。

附：大脉

大脉是脉体宽大者，其体状虽与洪脉相类，但无洪脉的汹涌来势。

大脉与洪脉相鉴别。洪脉也是脉体宽大，力度大。二者有两个区别点，一是洪脉有汹涌之势，大脉没有；二是洪脉但有来盛去衰之象，大脉没有。

其临床意义如下。

（1）**大则病进** 火热之邪亢盛时，会推动气血迅速流行而形成宽大有力之脉象，加之此时正气充盛，与邪斗争时也会促使气血加速。除热邪外，其他邪气也可以引起大脉，此时均为患者素体阳气充实，邪气从阳化热所致，此时邪盛病进形成的大脉，必大而有力。

（2）**正气大亏** 健康人其正气充盛时具有秘藏的特性，即无论是气血阴阳还是肾中精气，均能既荣养周身，也能保留一部分，深藏于体内，处于备用状态，此即人体的潜能。

在人因久病大虚或过度劳累后，正气大虚时，人体的潜力已经完全调动起来，原本应该潜藏的精气，现在浮出于五脏之外（五脏具有藏精而不泻的特性，现在因大虚而泻出于身之外表），故脉变宽大有力。也可以理解为此时为人体紧急动用潜力状态，看似很强盛，实际上是一种应激反应。

此时所动用的精气是人体所剩不多的精气，基本上是人体在孤注一掷的情况下，垂死挣扎的状态。此时人体极度倦怠，但脉象却反而见到粗大而强硬之象，重按尺部脉，多数有虚软空豁之感。可形容此时的大脉为外强中干，其机理是虚阳浮越，元气虚浮。如果是精亏之至，可出现大脉兼革脉之象。

（3）**正常脉象**　与洪脉一样，体质壮实的健康人也可能会出现大脉，其特点是大而和缓从容，柔和有力。

二、临床应用

1. 脉洪大有力

【作者医案】

患者，男，28岁，2018年4月18日诊。形体壮实，面色红润，2个月前出现口渴喜冷饮，饮后不解渴，白天手不离茶杯，每晚入睡后都要渴醒，一夜起床饮水三四次。于武汉某三甲医院检查甲状腺功能、肾功能及血糖指标均无异常。食欲及大便如常，小便因多饮而次数较多，平素畏热喜冷。舌淡红，边尖略有红点，舌体胀大，苔薄白而干（图6-2）。脉洪大有力，脉幅高大，起伏之间略有弦象，重按时力度稍减。

患者并无其他异常表现，个性也较平和，无急躁易怒等火热之象。考虑体内有水饮停蓄，兼郁热在内，伤及胃津，采用五苓散合白虎汤加味治疗：茯苓15g，桂枝10g，炒白术15g，泽泻18g，猪苓10g，生石膏60g，知母15g，竹叶12g，生甘草10g，芦根30g，白茅根30g，北沙参15g，天花粉30g。5剂。

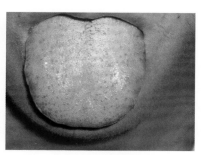

图6-2　舌淡红，边尖略有红点，舌体胀大，苔薄白而干

服药后口渴明显减轻，继续以上方调理一个多月症除。此案西医诊断未明，中医主要以脉症合参寻求其病因病机，因洪大脉为气分热盛，又稍有衰减之象，故以白虎加沙参、天花粉、白茅根、芦根、竹叶等清热护津，又因舌体肿胀，有水饮停聚的现象，故合五苓散促进水饮新陈代谢。

古代名家医案

　　杨乘六治吴长人，于三月初，身大热，口大渴，唇焦裂，目赤色，两颧娇红，语妄神昏，手冷过肘，足冷过膝，其舌黑滑而胖，其脉洪大而浮。一医欲用白虎，杨曰："身虽壮热如烙而不离覆盖，口虽大渴引饮而不耐寒凉，面色虽红却娇嫩，而游移不定，舌苔虽黑却浮胖而滋润不枯，如果属白虎，则更未有四肢厥冷而上过乎肘下过乎膝，六脉洪大，而浮取无伦，沉取无根者也，此为格阳戴阳，若用白虎，必立毙。"遂以大剂八味加人参，浓煎数碗，冷饮，诸证乃退，继以理中加附子，六君加归、芍，各数剂调理而愈。（清·俞震《古今医案按·卷一》）

　　按：此案身大热，口大渴，唇焦裂，目赤颧红，似乎为热证，也有足冷过膝，舌黑滑而胖又似为寒证。此时当以脉象辨别其真。

　　脉浮洪大，但沉取无根，说明正气亏虚，阳虚而外浮。以此来分析前述四诊资料：身虽壮热而不离覆盖，说明此为里真寒，外假热。口虽大渴引饮而不耐寒凉，也说明为真寒。面色红而娇嫩，游移不定，说明是阳气虚浮于外。手冷过肘、足冷过膝是阳气虚寒之冷，若不过肘膝则可考虑是阳气郁阻。舌苔黑而胖，但不干燥，说明此为寒凝。神志不清，说明阳气虚衰而不温养心神。此案说明，若观察症状仔细，也可分析出来属虚寒而非实热，但脉象更加明确，所以四诊均可凭，而脉象最重要。

古代名家医案

　　尝记有人病伤寒，心烦喜呕，往来寒热。医以小柴胡与之，不除。予曰：脉洪大而实，热结在里，小柴胡安能去之？仲景云：伤寒十余日，热结在里，复往来寒热者，与大柴胡汤。三服而病除。盖大黄荡涤蕴热，伤寒中要药。王叔和云：若不用大黄，恐不名大柴胡。大黄须是酒洗，生用为有力。（宋·许叔微《普济本事方·卷八》）

　　按：心烦喜呕，往来寒热之症，极似少阳小柴胡汤证，但小柴胡汤证之脉象多弦而稍弱，其病机为少阳气机郁滞化热，痰湿郁阻，阳气虚弱。现脉象为洪大而实，洪大有力脉为气血充实而阳热亢盛，结合往来寒热与心烦喜呕之症，说明少阳气机郁阻兼痰热上冲，故用大柴胡汤而有效。

古代名家医案

程福仁，体肥色白，年近六十。痰喘声如曳锯，夜不能卧。居士（指汪机，编者注）诊之，脉浮洪，六七至中或有一结，曰：喘病脉洪可治也。脉结者，痰凝经隧耳，宜用生脉汤加竹沥。服之至十余帖，稍定。患者嫌迟，更医服三拗汤，犹以为迟，益以五拗汤，危矣。其弟曰：汪君王道医也，奈何欲速至此？于是复以前方服至三四十帖，病果如失。（明·汪机《石山医案·附录》）

按：患者年近六十，体肥而色白，据此两点可初步判断患者体质偏虚而有痰湿，年高者多虚，体肥者多痰湿。

现患者痰喘剧烈，夜不得卧，可知虚实相兼。脉象为浮洪而促，浮脉多为实热、气虚、阴虚阳浮等，洪脉可为热盛、气虚、阴虚等，二脉若为实证，必按之有力，若为虚证，必按之无力。故本案脉象应有重按无力之象。六七至中或有一结可理解为促脉，促而有力为实邪阻滞，促而无力为气血虚弱不能接续。结合患者之体质和痰喘剧烈的症状，可知虚实相兼。虚则气虚无疑，气虚而脉浮者，应防其喘脱，故用生脉散气阴双补之中兼有收敛，实邪为痰浊无疑，故用竹沥化痰。因年高体弱，正虚邪实，故方证相应但取效较缓。医以三拗汤、五拗汤纯以实邪攻之，更虚其虚而加重病情，更加验证了辨证的正确性。

古代名家医案

少司空凌绎泉翁，年已古稀，原有痰火之疾，因正月上旬，为令孙大婚过劳，偶占风寒，内热咳嗽，痰中有血，血多而痰少，痰坚不易出，鼻流清水，舌生芒刺，色焦黄，语言强硬不清，大小便不利，喘急不能睡，亦不能仰，惟坐高椅，椅前安棹，棹上安枕，日惟额伏枕上而已。市医环治半月不瘳，敦予诊之。两手脉浮而洪，两关滑大有力。知其内有积热痰火，为风邪所闭，且为怒气所加，故血上逆，议者以高年见红，脉大发热为惧。予曰：此有余症，诸公认为阴虚，而为滋阴降火，故不瘳。法当先驱中焦痰火积热，然后以地黄补血等剂收功，斯不失先后着也。翁以予言为然。用栝蒌、石膏各三钱，橘红、半夏曲、桑白皮、前胡、杏仁、酒芩、紫苏子，水煎，临服加入萝卜汁一小酒盏，一剂而血止。次日诊之，脉仍浮而洪大，尚恶寒。予曰：古云伤风必恶风，伤寒必恶寒，此其常也。只因先时失于清散，表中之热未彻，竟用滋阴之剂，又加童便收敛，降下太速，以致风寒郁而不散，故热愈甚也。改以定喘汤，一剂而喘急减半，再剂热退而不恶寒。复为诊之，两手浮体已无，惟两关之脉甚鼓指，此中焦痰积胶固已久，不可不因其时而疏导之。以清中丸同当归龙荟丸共二钱进之。其夜大便所下稠黏秽积甚多。予忆朱丹溪有云：凡哮喘火盛者，以白虎汤加黄连、枳实有功。此法正绎翁对腔剂也。与十剂，外以清中丸同双玉丸夜服，调理而安。（明·孙一奎《孙文恒医案·卷二》）

按：患者素有痰火，复又感受风寒，以致内热郁闭，肺失宣降而热咳嗽痰血，同时外寒束表则鼻流清水。前医未察其体质和脉证，误以为阴虚而用滋补之品，故医治半月无效。

孙氏以脉象知其病机，脉象浮洪为热势亢盛，两关滑大有力说明中焦有痰火内结，再结合舌苔焦黄芒刺、语言强硬不清、大小便不利等症状，可断其内有痰火，复为怒气所加，故血上逆。因此提出应先除中焦痰火积热，以瓜蒌、桑白皮、杏仁、酒黄芩、紫苏子清痰热，热清血自止。且莱菔汁、黄芩和桑白皮均有清热降火止血之功。

服药后血止，但脉仍浮大且恶寒，说明表寒仍在，此时应清化痰热兼以解表故改方定喘汤。

服药表解，但关脉仍鼓指有力，说明中焦仍有痰热，肝火仍有上逆之势，故继续用清中丸清化痰热，以当归龙荟丸清肝泻火。

以上三诊，均以脉象作为判断病机的眼目。

6. 脉洪大有力

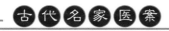

提学侍其公，年七十九岁，至元丙寅六月初四日中暑毒，霍乱吐利，昏冒终日，不省人事。时夜方半，请予治之。诊其脉洪大而有力，一息七八至，头热如火，足寒如冰，半身不遂，牙关紧急。予思《内

经·五乱篇》中云：清气在阴，浊气在阳，营气顺脉，卫气逆行，乱于胸中，是谓大悗云云。乱于肠胃，则为霍乱，于是霍乱之名，自此而生。盖因年高气弱，不任暑气，阳不维阴则泻，阴不维阳则吐。阴阳不相维，则既吐且泻矣。前贤见寒多以理中丸，热多以五苓散为定法治之。今暑气极盛，阳明得时，况因动而得之，中暑明矣，非甘辛大寒之剂，则不能泻其暑热，坠浮焰之火而安神明也。遂以甘露散甘辛大寒，泻热补气，加白茯苓以分阴阳，约重一两，冰水调灌，渐渐省事而诸证悉去。后慎言语，节饮食，三日，以参术调中汤之剂增减服之，理正气，逾十日后，方平复。（元·罗天益《卫生宝鉴·卷十六》）

　　按：中暑霍乱即指中暑后上吐下泻，由脉洪大有力可知此病证为实热证，本案正是暑热内盛夹水湿的表现。头热如火，足冷如冰即为热邪郁闭于内所致。半身不遂，牙关紧急为热极生风之象，应予清热解暑，兼以清利水湿浊邪。用桂苓甘露饮治之。罗氏所著之《卫生宝鉴》卷十六载有桂苓甘露饮，其组成：木香一分，桂枝、藿香、人参、茯苓（去皮）各半两，甘草（炙）、白术、泽泻、寒水石各一两，滑石二两，石膏一两，其主治冒暑，饮食所伤转甚，湿热内甚，霍乱吐泻，转筋急痛，腹满痛闷；小儿吐泻、惊风。方中石膏、寒水石均为甘辛大寒之品，清热泻火之功殊胜。五苓散利水渗湿以升清降浊即案中所说的"分阴阳"，木香、人参健脾行气，藿香清解暑热。故全方确实能起到泄热补气，和调阴阳之功。三日后诸症平复，但因患者年高体弱，且暑湿之证吐泻太过伤及中气，故再以人参补中汤增减调治而愈。人参补中汤出自《兰室秘藏》卷下，为李东垣所立之方，组成为人参、升麻、柴胡、当归、神曲、泽泻、大麦芽面、苍术、黄芪、炙甘草、红花、五味子，其结构与补中益气汤、升阳益胃汤相类，主治脾气虚弱，湿邪内停之证。

第二节　细脉

一、脉象

1.定义

脉细如线，但应指明显。

2. 歌诀（《濒湖脉学》）

【体状诗】

> 细来累累细如丝，应指沉沉无绝期。
>
> 春夏少年俱不利，秋冬老弱却相宜。

【相类诗】

见微、濡。

【主病诗】

> 细脉萦萦血气衰，诸虚劳损七情乖。
>
> 若非湿气侵腰肾，即是伤精汗泄来。
>
> 寸细应知呕吐频，入关腹胀胃虚形。
>
> 尺逢定是丹田冷，泄痢遗精号脱阴。

《脉经》曰：细为血少气衰。有此证则顺，否则逆，故吐衄得沉细者生。忧劳过度者，脉亦细。

3. 脉象示意

见图6-3。

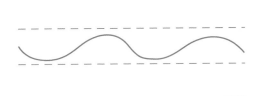

图6-3　细脉脉象示意

4. 诊法

细脉是脉管较正常脉象细，甚至脉细如丝的脉象，对于脉位、脉力、脉率均无特异要求。细即小的意思，故临床上也称为小脉。

5. 分类

根据病位划分细脉可分为浮细、沉细。

根据细的程度可分为细、稍细、微细（极细之义）、脉细欲绝。

6. 鉴别

（1）细脉与濡脉相鉴别　濡脉之象为脉力软和脉管模糊，也可兼脉细，但也可不细。细脉则必细而脉管清晰，应指明显。

（2）细脉与微脉相鉴别　微脉是极细极软，按之欲绝，在力度上也极其弱小，而细脉仅为脉管之细小，指下一定是很明显的。当脉细到一定程度，表现为"脉细欲绝"时，与微脉的"按之欲绝"似乎有相似之处，但仔细比较，微脉为力度极弱，故较细脉要模糊不清，细脉之细，尽管是细到欲绝的地步，因其脉管紧束有一定紧张度，所以在指下仍然是比较清晰的。

（3）细脉与虚脉和弱脉相鉴别　虚脉和弱脉为无力脉，可以为细，但也可为不细，主要强调力度小。细脉力度可以弱，也可以不弱，特指脉管细。

7. 形成机理与诊断意义

（1）血虚或阴虚　脉细即脉内容物减小，多为血液或阴液不足，因此是临床上判断血虚或阴虚的主要脉象之一。

血虚的脉细和阴虚的脉细有所不同。血虚常兼有气虚，故血虚则寒，脉细弱无力。阴虚则多有虚热内扰的病机，故脉多细数无力。

临床上要鉴别血虚和阴虚，常需要四诊合参，单凭脉象有时也不一定准确，因阴虚内热不显者，也仅为细弱无力。临床上，血虚常见有面色淡白、爪甲色淡，手足偏凉，眩晕、心悸、肢麻或蹲起即晕，女子则多有月经量少色淡、舌淡苔薄润等；阴虚常兼有五心烦热、潮热盗汗、两颧潮红、舌红少苔或无苔等。

因心主血脉，故临床上血虚多表现为心血虚，血虚多表现于左寸脉细。

因肝肾同源，同居于下焦，阴液与下焦关系尤密切，临床常见肝肾阴虚，故阴虚多表现于左关脉之细。

（2）气血两虚或气阴两虚　脉细表明脉管的内容物减少，即有形之阴血亏虚，但无形之气与有形之阴血相互依存，不可分离，因此在阴血虚的基础上可有气虚，出现气血两虚或气阴两虚。

① 造成气血两虚的原因，可以是脾胃虚弱，气血生化乏源，也可以是慢性消耗性疾病，久病耗损造成气血两虚。此时的脉象特点多为细弱脉。

② 造成气阴两虚的原因，可以是慢性消耗性疾病，也可因患者素体阴虚日久阴损及气，也可因剧烈呕吐、腹泻、大汗之后造成气阴两虚。气阴两虚的脉象常根据气虚和阴虚的程度而有变化，若气虚重于阴虚，则可见细弱无力，数脉不明显；若阴虚重于气虚，则可见细数无力脉。

（3）阳虚　阳虚是气虚的一种，表现为气的温煦功能下降时即属阳虚。阳虚会造成两个后果：一是无力推动气血运行于脉，所以脉细；二是中阳虚生内寒，寒凝脉管，可致挛缩而脉细，且脉管多因收敛而居于沉位。因此，阳虚到一定程度时可表现为沉细脉，多兼见弱脉。阳气大虚者，可由沉细弱脉转变为微脉。

（4）邪退正复　由此病机引起的脉象多为细软和缓之脉。

其具体病机为：

邪气入侵机体之初，人体会调动潜能，与邪气相抗争，此时脉象表现为躁动不安，或浮紧，或浮数有力，总体都是粗大有力之象，表明正气抗邪有力。经过一段时间后，邪气明显减少或消除，正气与邪气斗争就不会很剧烈了，因此有一部分正气复归于潜藏状态，机体处于自我修复阶段，疾病逐渐痊愈。

此时脉管当中的气血就相应减少，脉管较之初病时明显变细，脉搏的力度较之当初的躁动不安要明显的平缓柔和。

这种情况在《伤寒论》中有详细的论述，如《伤寒论》37条："太阳病，十日以去，脉浮细而嗜卧者，外已解也。"是说外邪入侵后，十日以上，邪气渐退，正气渐复，人体略疲乏无力，有喜卧的倾向，即为身体自我修复的表现。此时脉象为浮细脉，与气血潜藏修复的状态相一致。

此时只需多休息，不必再用药物干预。原则上宜食用米粥等清淡食物即可自愈，禁辛辣、油腻、厚味等不易消化的食物，否则产生"食复"现象，即疾病因饮食不当而复发，这是因为炉火虽熄，灰烬未灭，若给予其过多的能量，则易死灰复燃。

（5）气血不畅　细脉也可因气血不得畅达所致。

最易导致气血不畅者当属情志过激，若情志怫郁，气血不得畅达周身，常引起心胸或两胁憋闷不适，心主血脉，肝居两胁而主全身气机，故极易引起血脉不畅，气滞血瘀则脉细。

除此以外，其他邪气也可阻滞气机，如痰湿、水饮、寒凝等，同样导致脉细。

邪气阻滞导致的脉细，多兼有躁动有力的特点，若为脉位偏沉，用力按之，则越按越觉有力，甚至有拘急奔冲之感。

但湿邪阻滞气机导致的脉细，可出现细脉而兼软的脉象，这是因为湿邪黏滞，附着于脉管，易使脉管软而模糊不清，此机理在濡脉中已有阐明。

二、临床应用

1. 脉细欲绝

【作者医案】

患者，女，28岁。2018年3月21日诊。因左小腿酸痛严重来诊。观其腿部皮肤粗糙，颜色无异常表现，考虑是久病瘀血，女性有瘀必影响其月经，询问月经情况，得知月经常两月一行，经量少，行经仅三天即无，经色紫暗夹黑色血块，经前两天常有剧烈腹痛。常自觉头昏沉，冬天手足冰冷。舌淡红，苔薄白（图6-4），舌下青筋暴露色紫黑。

诊其脉细欲绝，考虑是寒凝血瘀，以当归四逆汤加吴茱萸生姜汤合抵挡汤治之。处方：当归30g，桂枝12g，赤芍30g，炮姜10g，吴茱萸6g，大枣20g，炙甘草6g，水蛭10g（后下），酒大黄15g，虻虫10g，川牛膝30g。14剂。

服药后腿痛减轻，月经至，量较前稍增，腹痛减轻，经色仍紫暗，血块较多。因不方便服用汤药，后以此方制丸剂连服 3 个月，腿痛愈，经量较前明显增多。但半年后腿痛又复发，仍以上方汤剂服用两周后减轻，嘱其服用大黄䗪虫丸三个月。

本案脉细欲绝，为血虚有寒，同时舌下静脉怒张，血瘀较重，为虚实夹杂，故合用抵挡汤治之。后复发时，改服大黄䗪虫丸，考虑腿部为干血，以此药缓缓图治。

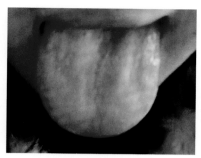

图6-4　舌淡红，苔薄白

2. 沉细脉

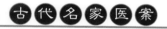

古 代 名 家 医 案

　　宝丰阿磨堆侯君辅之县丞，为亲军时，饮食积寒，所伤久矣。一日病，其脉极沉细易辨，即阴证无疑。内寒外热，故肩背胸胁斑出十数点，语言狂乱。家人惊曰：发斑，谵语，莫非热乎？余曰：非也。阳为阴逼，上入于肺，传之皮毛，故斑微出；神不守舍，故错言如狂，非谵语也。肌表虽热，以手按执，须臾透冷如冰。余与姜、附等药，前后数日，约二十余两后，出大汗而愈。及见庭中物色、儿童、鸡犬，指之曰：此正我二三日间梦中境物也。然则神不守舍信矣！愈后起行，其狂又发，张目而言曰：今我受省札为御马，群大使如何不与我庆。及诊之，脉又沉迟，三四日不大便。余与理中丸，三日内约半斤，其疾全愈。侯公之狂，非阳狂之狂，乃失神之狂，即阴也，但脉阴为验。学者当审，独取诸脉，不凭外证可也。（元·王好古《阴证略例·海藏治验录》）

　　按：此案与95页细微医案合参。发狂之病，却见脉极沉细。沉为里，细为寒凝，程度之重说明偏虚。内虚寒极可出现阳虚阴盛，阴阳格拒现象。阴阳格拒可出现于厥阴病，厥阴风木上扰则出现神不守舍之狂证。究其病因，属于少阴心痛阳虚阴盛所致厥阴风木内动。何以见得少阴阳虚阴盛？其一，因心神散乱，错语如狂但非实热证之谵语有力；其二，肌表虽热而按之须臾即感到冷透如冰；其三，脉极沉细，即有微象。若为实热证，则沉按之中有躁动有力之象，所以脉象无力，可知其为心肾阳虚。至于说阳为阴逼上入于肺，传之皮毛所致肩背胸胁发斑，实为阳气虚浮而无力固摄血液，故与姜附温补脾肾，阴寒之气随大汗出而散于体外，阳回而神安，厥阴风木自平。后因再发，脉沉迟但不微细，三四日不大便，可知病已转入太阴脾，故用理中丸可治之。

3. 脉细弦滑

　　吴酝香大令仲媳，汛愆而崩之后，脘痛发厥，自汗肢冷。孟英脉之，细而弦滑，口苦便涩，乃素体多痰，风阳内鼓，虽当崩后，病不在血。与旋、赭、羚、茹、枳、贝、薤、蒌、蛤壳为方，痛乃渐下，厥亦止。再加金铃、延胡、苁蓉、鼠矢，服之而愈。（清·王孟英《王孟英医学全书·王氏医案续编》）

　　按：脉细为气血大虚。脉弦为风阳鼓动。脉滑为痰湿内停。

　　患者月经崩漏之后，气血大损，故自汗肢冷。肝藏血，体阴用阳，阴血不足则风阳上亢，可见肝风上扰之发厥，也可见肝木克伐胃气之脘痛。肝阳浮动上冲，气机逆而不降，故口苦，大便不畅。患者素体多痰，痰浊易随风阳上犯清窍而致厥。

　　综合病因病机，急则治其标，现虽为崩漏之后气血大虚，但此时病不在血而在风阳挟痰，气逆不降。故治以化痰平肝息风降气，以旋覆花、赭石平降肝气，羚羊角平息肝风，竹茹、枳实、贝母、瓜蒌、蛤壳、薤白化痰清热，以川楝子（金铃）、延胡索疏肝理气，肉苁蓉等润汤通便，兼补益精血。

4. 脉细弱缓

　　一女，年十五。病心悸，常若有人捕之，欲避而无所也。其母抱之于怀，数婢护之于外，犹恐恐然不能安寝。医者以为病心，用安神丸、镇心丸、四物汤不效。居士（指汪机，编者注）诊之，脉皆细弱而缓，曰：此胆病也。用温胆汤服之而安。（明·汪机《石山医案·附录》）

　　按：患者惊悸胆小，前医用补血安神之剂无效，说明病不在心。脉细弱而缓，细弱说明有气血虚，缓说明有痰湿内阻。痰湿伤及脾胃阳气，故气血虚弱而不畅，当以温胆汤治之，温胆汤名为温胆，实际上是二陈丸的变方，即二陈丸加枳实、竹茹而成，二陈丸既可化痰湿，也可健脾胃而安神，枳实可消食导滞，化痰消痞，竹茹清热化痰，除烦止呕。故此方可除痰安神，而健脾益气。

古代名家医案

　　程明佑治一妇，病带下不止。医投调经剂，血愈下。复投寒凉药，遂下泄，肌肉如削，不能言，四肢厥逆。程诊其脉细如丝，曰：阳气微而不能营阴，法当温补，阳生则阴长，而血不下漏。遂以人参二两，附子三片，浓煎，一服手足微温，再服思食，继服八珍四十剂愈。（明·江瓘《名医类案·卷十一·带下》）

　　按：带下不止误用活血破血剂而血下不止，再误投寒凉剂而致肢厥下泄。脉细如丝，一因失血而致不能充盈于脉，二因阳随血脱而寒从中生，寒凝血脉而脉细。但阴血不能速生，阳气可以急固，而且温阳益气可以收敛血液，故用参附汤治之，人参益气止血，附子温阳通脉。继服八珍汤，健脾益胃，气血双补，终得痊愈。

第七章 脉体的长短

一、脉象

1.定义

脉形长，首尾端直，超过本位。

2.歌诀（《濒湖脉学》）

【体状相类诗】

> 过于本位脉名长，弦则非然但满张。
>
> 弦脉与长争较远，良工尺度自能量。

实、牢、弦、紧，皆兼长脉。

【主病诗】

> 长脉迢迢大小匀，反常为病似牵绳。
>
> 若非阳毒癫痫病，即是阳明热势深。

长主有余之病。

3.脉象示意

见图7-1。

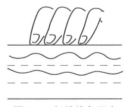

图7-1　长脉脉象示意

4.诊法

长脉是指下感觉到的脉管长度超过三指，即不仅寸部与尺部满指，且在寸之前或尺之后也有脉搏跳动，可以这么理解，正常脉的长度是三指合并的长度，但长脉可能是四指、五指、六指合并的长度。

5.分类

长脉可分为三种类型：一是上下寸尺均长；二是只有寸长；三是只有尺长。

6. 鉴别

（1）**长脉主要与弦脉相鉴别** 李时珍体状相类诗说得很清楚："过于本位脉名长，弦则非然但满张。弦脉与长争较远，良工尺度自能量"，长脉是寸关尺三部脉的总长度超过三个指头，可以是四指、五指、六指之长。而弦脉在现代教科书中的定义多为"端直以长，如按琴弦"，端直以长，这似乎与长脉相关，但实际上此弦脉之长，其意即诗中所说的"弦则非然但满张"之满张状态，即弦脉的指感是三指下脉搏搏动连成了一条线，有绷紧如张满之弓弦的感觉，并非真正意义上的长度超过三指以上的长度。诗中"良工尺度自能量"就是指用手指的长度即可分辨出二者来。

（2）**长脉与牢脉相鉴别** 牢脉是一个复合脉，即沉按实、大、弦、长，其脉兼具有上述弦脉和长脉的特点，但脉位低沉，脉力强大，脉管宽度也较粗，在很多时候，还有越往下按越有力的特点。

7. 形成机理与诊断意义

（1）**正常脉象** 长脉可见于正常人，身体壮实之人因其气血充实，脉管充盈有力，脉力无论浮中沉按都均匀一致，有柔和之象。

从正常脉象的标准来看，这种长脉一定是有胃气、有神气，重按之也有根的脉象，历代医家多认为正常人见长脉主长寿。

（2）**阳热亢盛** 体内阳热亢盛可出现洪脉，也可出现长脉。出现洪脉的机理可参考洪脉部分的内容。出现长脉的机理：热邪搏击气血，造成两个后果，一是热邪调动了备用气血，使血容量增加，脉管内有形的内容物增多，可致脉管粗大，且同时向前和向后延伸至寸部与尺部的范围以外；此时的长脉特点，按之其脉管内较为充实有力。二是热邪扩张的作用，使血管壁较之前的宽度更大一些，从而使得正常情况下隐含不现的寸部之上和尺部之下的脉管也变得粗大而显现出来；此时的长脉脉象与上一种相比，意味着内容物不多的条件下，其脉管也可粗大，故轻取之感觉脉象较粗大，重按之却觉脉管略有空虚感。

根据长脉延长的方向，我们可以将长脉再分为两类。

第一种为向寸脉方向延长的长脉。

这种长脉多为肝阳上亢或肝火上亢。因为肝经走头目，火性炎上，所以肝之阳或肝之火均循肝上冲于头面，此时上焦之热显现于寸部脉管上，即可见寸脉以上一指或两指均有脉，甚至可延伸至手之大鱼际上，如山西名医刘绍武先生取之名为"上鱼际脉"，并特别指出此脉的患者通常有以下症状：焦虑不安，烦躁失眠，脾气急躁，有头面炎热感，或者有口苦口干等肝之阳火的症状。通常采用的治疗方法为清肝热而安神，如柴胡加龙骨牡蛎汤加减。

第二种为向尺脉方向延长的长脉。此脉象多以右脉管见弦而长，即超出尺部向后延续数寸，脉跳弦紧有力为特点。多为腹满寒疝所致。根据其长弦的程度，可判断腹

第七章 脉体的长短

129

满寒疝病变的程度，对消化系统疾病的诊断有重要意义。

临床上长脉兼有浮大脉，此时要注意是否为正气虚弱的反强脉。如果脉搏坚劲有力，浮大弹指，是虚阳外越，此时重按无力则属正虚而阳气外脱之象。如果重按有力，可为邪气亢盛，但也不能排除正气外脱，此时需要四诊合参。只要见到坚硬劲急之脉，均为危象，或为出血脉象，或为中风脉象，要注意使用收敛固脱之法，还是同时兼用去痰热之法，临床上需仔细斟酌。

（3）阴证见长脉为阳气来复 阴证，即偏于虚寒的证候。患者素体阳气虚弱，经过正确治疗及调理后，相对以前的脉象而言，现在的脉象变为相对较长的脉象，此时多为阳气恢复之佳兆。

可分为两种情况。

一是原来为脉短的患者，经过有效治疗后其脉慢慢变长则表示病情好转。此即为正气驱邪外出的佳兆。

二是患者当前表现为阳气虚弱，脉象总体弱，脉可以偏涩，但脉管较长，此时说明阳气正在恢复。因为阴证当见阴脉，如阳气虚弱的症状如畏寒、气短乏力等，其脉多显现弱脉、涩脉等阴脉，此时反而出现了阳脉即长脉，就预示着病证即将由阴证转为阳证。从六经辨证的角度来说，三阳证较三阴证病情为轻浅，预后较好。

二、临床应用

1. 尺脉长

【作者医案】

患儿，男，13 岁，2019 年 4 月 12 日诊。由父母陪同来诊病，初不欲言语，只伸手让诊脉，脉见右关尺部往尺部方向延伸一指，沉按时鼓动有力，脉形粗大，断其有脐腹痛，可能有腹泻的症状。男孩连连称是，自诉一周前腹泻三天，腹痛腹胀，经输液后缓解，但现在仍然腹胀痛，不欲饮食，精神尚可。大便溏软，气味臭。患有多年鼻窦炎，常鼻塞，流黄脓涕。舌面红点，苔黄腻。考虑湿热在肺与大肠，以葛根汤合葛根芩连汤加味治疗。

处方：葛根 15g，黄芩 8g，黄连 3g，生甘草 6g，桂枝 10g，白芍 10g，生姜三片，大枣 10g。5 剂。

本案由长脉可知下焦邪气盛实，右关尺所主之下焦与大肠相关，结合病史可知湿热蕴积肠道，故以葛根芩连汤治之；又患者平时有鼻塞流涕为表证尚在，故合用葛根汤，表里同治。

古代名家医案

张，少年。怀抱不遂，渐次神明恍惚，言语失伦，面赤眼斜，弃衣裂帐。曾服草药吐泻，痰火略定。今交午火升，独言独笑，半昧半明，左脉弦长，自属肝胆火逆，直犯膻中，神明遂为痰涎所蔽。经谓肝者谋虑所出，胆者决断所出。凡肝胆谋虑不决，屈何所伸，怒何所泄，木火炽煽，君主无权，从此厥逆不寐，重阳必狂。前已服牛黄清心丸，今拟平肝胆之火，涤心包之痰，暂服煎剂，期于清降火逆，扫荡黏涎。后服丸方，缓收其效。

煎方：龙胆草、山栀、郁金（磨汁）、贝母、连翘、茯神、天竺黄、知母、石菖蒲（捣汁）、橘红，金器同煎，五六服狂态大敛。谈及前辙，深知愧恧，一切如常，诊脉左右已匀，沉按有力。

再疏丸方。胆南星、川贝各二钱，山栀五钱，郁金、龙齿各三钱，牛黄八分，羚羊角二钱，茯神五钱，生地一两。用淡竹沥为丸，朱砂为衣，开水下，一料遂不复发。（清·林佩琴《类证治裁·卷之四·癫狂》）

按：患者左脉弦长说明肝火炽盛；言语失伦，神志不清，则说明痰火上冲于心包，故急以汤药，清热泻火，苦寒泻肝之中，兼用凉肝、散肝、化痰开窍。龙胆、栀子苦寒泻肝火，郁金凉肝清热，贝母清热化痰，且可佐金平木，连翘清热解毒，兼有外散之功，可散肝火，知母滋阴可防火热伤阴，茯神、天竺黄、石菖蒲、橘红化痰开窍，安定心神。

肝火盛者，以苦寒直折其火，兼以化痰热、逐秽浊。待肝火之势缓，则以丸方以图根治，仍用前法，以胆南星、栀子苦寒泻肝火，以郁金行气解郁兼凉肝，羚羊角凉肝散肝、降气定惊，川贝母化痰热、疏泄肝气及佐金平木，牛黄、淡竹沥化痰热而定惊，茯神、龙齿、朱砂安神，生地黄滋养肝阴。

第二节　短脉

一、脉象

1.定义

首尾俱短，不及三部。

【体状相类诗】

两头缩缩名为短，涩短迟迟细且难。

短涩而浮秋喜见，三春为贼有邪干。

涩、微、动、结，皆兼短脉。

【主病诗】

短脉惟于尺寸寻，短而滑数酒伤神。

浮为血涩沉为痞，寸主头疼尺腹疼。

经曰：短则气病，短主不及之病。

3.脉象示意

见图7-2。

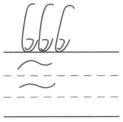

图7-2　短脉脉象示意

4.诊法

短脉是指下脉管搏动的长度短，三指并不全有脉搏跳动。具体而言有三种情况：一是短脉只现于关部脉，而寸部和尺部脉均不见到；二是寸脉的前半指无脉动，而只见于关部和尺部脉动；三是尺脉的后半指无脉动，而只有寸部和关部脉动。

在具体描述脉象时，常称寸脉短（或简称寸短），即是指寸脉缺失；尺脉短（或简称尺短）即是指尺脉缺失；而寸脉和尺部俱短的脉，即只有关部见脉的短脉，可以称为寸尺短，这种情况相对少见。

有没有只见寸与尺，而不见关脉的短脉？在《濒湖脉学》中有这样一段论述："戴同父云：短脉只见尺寸，若关中见短，上不通寸，下不通尺，是阴阳绝脉，必死矣。故关不诊短。"临床上是否具有这种脉象，还未可知。笔者在临床上尚未观察到此种短脉，也未查阅到古人临证医案中记载了此种短脉。也许戴氏所言是一种假设，以阴阳隔绝的道理来说明这种短脉不可能在临床上见到吧？其言"故关不诊短"，可能是借用这个医理来说明这种脉象不能出现，否则就是死脉了。

5.分类

如上所述，按部位划分，可分为寸短、尺短、寸尺短三类。

根据脉搏力度划分，可分为短而有力之脉和短而无力之脉。

（1）短脉也应与聚关脉相鉴别　短脉是寸短或尺短，不及三部，可分为有力的短脉和无力的短脉。聚关脉是刘绍武先生提出的一种脉象，强调关部脉独大，甚者犹如豆状，搏动明显，高出皮肤，寸尺俱弱或寸尺俱短（即寸尺俱无），此脉多由肝气郁结所致，与迷走神经兴奋有关，主阴性病理反应。聚关脉与表现为有力的短脉实为同一种脉。

（2）短脉与动脉相鉴别　动脉是脉形如豆，滑数而短，厥厥动摇，关部尤显。短脉只强调脉形之短，而动脉除短以外，还兼有滑数和动摇之象，指下有如滚动之感。

7. 形成机理与诊断意义

（1）亡阴之先兆　脉管的充盈有赖于脉内阴液，所以阴虚之时脉管会变细，若严重的阴虚，以至于阴液枯竭的地步，即亡阴时，脉管寸关尺三部不足以充盈，即可形成短脉。其短脉的表现，常为寸尺脉均短半指，即寸前和尺后均不应指，且常兼有沉涩细脉。

亡阴是病情危重的阶段出现的证候，在四诊表现上，可见神昏谵语，肌肤干枯，舌体红瘦痿软无苔，气息奄奄但烦躁不安，甚至出现面部潮红、头汗如油的虚脱之症。

这种情况可由错误的治疗而持续地伤及阴液所致，如体内原本有热伤津液，医者反复多次地误用发汗治疗，使得汗出过多严重伤及阴液，出现阴枯，此时即为亡阴证，临床上这种亡阴也可以伴随着亡阳症状出现，如头面虽热但四肢厥冷，此时阴阳俱绝，难以救治。有的医家用大量的参附汤合来复汤加减治疗，可以成功挽救一部分危重患者。此时的脉象除了短脉以外，还可转为疾数脉、虚数脉，也常兼现涩脉和无根之脉，即重按之空豁无力或无脉。

（2）肾精亏虚　肾精亏虚会导致幼儿生长发育迟缓，如表现为五迟五软、智力低下等症；在成年人可能会出现生殖功能减退，如男女不孕不育，或男阳痿、遗精、滑精或无精症，女子经闭、性欲低下等症；也可出现早衰现象，如须发早白，牙齿脱落，记忆力减退，健忘痴呆，或精神萎靡不振、精力严重下降等。此时的脉象多伴尺部脉短。

肾精亏虚的脉象多为尺部脉短，且脉短而沉细涩无力。

（3）心肺气虚　左寸候心，右寸候肺。如心气虚则左寸脉短而无力，肺气虚则右寸脉短而无力。心肺气虚则左右寸俱短而无力。

肺主气司呼吸，心主血脉，心肺功能密切相关，相辅相成，故在疾病过程中常常一损俱损。临床上可见由肺病及心病，或由心病及肺病，最后心肺俱病。

二者虽均可分虚实，但多以虚证为常见，也常见到以虚证为主，兼夹瘀血、痰浊之邪的复杂证候。如肺气虚弱，则治节不行，易停湿生痰，阻塞气道，此时可见右寸短而兼濡滑之象，濡为湿，滑为痰；若心阴血虚、心气虚并见，血脉不能充盈血管，血量不足，也常会导致血行不畅而致瘀，此时的左寸可见短而细涩脉，短脉的形成一因气虚不能搏动，二因阴血虚不能充盈脉道，三因血瘀气滞不能畅通；涩脉的形成一因气血两虚、气阴两虚，脉管不充，二因气血瘀滞不畅。虚实夹杂的短脉，因其仍以虚为主，故脉力均较弱。

（4）**实邪阻滞**　单纯的实邪也可致短脉，但多表现为短而有力，根据具体的邪气，其表现也有细微的差异。

气滞血瘀，多表现为短而细涩有力，其脉位可浮可沉。细涩表明血脉不畅，皆因气滞血瘀所致。因心主血脉，肝主调畅气机和调节血量，故气滞血瘀者多关乎心肝病变。若短脉与心经瘀血有关，则多表现为左寸脉短而细涩有力；若短脉与肝经气血瘀滞有关，则左关脉弦涩有力。而心脏之气滞血瘀日久可伤及心之气阴，致气阴两虚，所以此时也应注意可能实中夹虚，判断虚实比例，除依靠脉象以外，还应四诊合参。

饮食积滞，多表现为右关脉独弦旺。食积阻滞中焦脾胃气机，脾胃居右关，故右关独显；湿浊阻滞气机，弦象即为气滞不畅之象，同时脘腹部胀满疼痛也可反射引起弦脉；积滞易于化热生浊，热气上冲，产生由内向外的冲击之力，脉象即表现为浮旺有力。四诊合参多见有脾胃气机升降紊乱的症状，如胃失和降而呕恶不食，脾气不升则头闷昏沉以及腹部胀满不适等症。

痰浊阻滞时也可见右关脉短而滑数。多与患者嗜食肥甘厚腻或贪凉饮冷，以致湿浊困脾，脾失健运，蕴久为痰，痰停中焦有关。临床常见胸脘闷胀、喉中痰多不止、呼吸不利等症。

痰食积滞时的关脉独大，与前述的聚关脉类似，但聚关脉强调的压抑性的病理改变，常有情绪方面的症状出现，应四诊合参加以鉴别。

短而滑数的脉与酒毒有关。饮酒无度则湿热内生，湿热阻遏气机，则气不能前导其血而脉短，湿遏热伏，热迫于内而滑数，故脉短而滑数。

（5）**阴虚阳浮或血虚阳浮**　阴虚阳浮或血虚阳浮之脉均可见到脉浮而短。

阴阳互根，气血互根，故阴虚或血虚则阳气无所依附而浮越于外，故脉位偏浮；而阴血枯涩而致血液不能充盈脉道则脉短，不及寸或尺。

（6）**气机不通**　前述之实邪阻滞气机不畅导致脉短，但气机不畅本身可作为短脉的一个主要原因，临床宜加以留意。

因气机不通导致脉短者，临床常见有胃与大肠气机不畅、肝郁气滞引起中焦气机不畅、寒湿阻闭气机，临床表现可以是两胁胀闷，脘腹胀满疼痛，或周身肌肤胀满不适，或头昏沉胀痛等。

此病机多由气机不畅之较重者所致，故其脉多表现为沉短弦涩。脉沉短弦涩表明气滞极甚而致痞结不通的程度。无论其初始病因为何，当前气机阻滞的矛盾是主要的，治疗时，应在重点改善痞胀不通后再论其他。

（7）上焦和下焦的病变　寸短和尺短如前所述与心、肾有关，但也与上焦病变和下焦病变相关。以头痛和腹痛两个症状为例来说明临床应用的方法，其他症状可举一反三。

寸主上焦病，寸短可见头痛症状，若短而无力为气虚头痛，若短而有力为气滞头痛。

尺主下焦病，尺短可见下腹痛，若尺短无力者属气血虚弱之腹痛，若尺短有力者属气血不通之腹痛。

二、临床应用

1. 脉寸尺均短

【作者医案】

患者，女，52岁。2019年4月10日诊。患者多年来患有原发性高血压病，虽服西药控制在正常范围，但血压常波动不稳。因长年失眠，若夜间休息不好则血压升高明显，头晕眼花明显。患者既往患有鼻窦炎十余年，常感额头痛和后项胀痛，鼻涕倒流入口，常有腹胀便秘，嗳气频频，纳少。偶有晨起口苦咽干。近几天常感颈右侧耳下部有肿块疼痛。冬天手足冰冷，现夏天亦畏空调和风扇，身无汗。舌质淡嫩，苔薄白，舌尖散布细小红点。脉寸尺均短，且沉细略滑。

四诊合参，可知患者主要为气机不畅，兼有肝郁化火。气机不畅与肝胆气机不畅有关，也与肠胃气机阻滞有关。因其肝胆气滞化火，故颈侧耳下肿痛。肝气郁而木不疏土，脾胃之气不畅，出现腹胀不适、嗳气频频等胃气上逆的症状。气机不畅则卫气不得敷布周身，故畏风冷，腠理不得畅通则无汗。肝气郁而化火上冲则头晕目眩，肝火夹湿则鼻塞流浊涕。肝胆气机不畅也影响了肝藏魂之职，故睡眠不安。

综合上述病机，先处以柴胡加龙牡汤合半夏厚朴汤、栀子厚朴汤七剂，以安定心神，通降气机，复诊时睡眠有所改善，腹胀消，口苦咽干减轻，改方葛根芩连汤合龙胆泻肝汤七剂，清泻肝胆湿热，三诊时头痛及颈肿痛明显减轻，仍鼻塞、鼻涕多，此时因脉象短而极沉细微弱，肝阳气虚之象已显，改方乌梅汤加炙麻黄，服药后鼻涕减，后以柴胡桂枝干姜汤续调。

2. 脉左寸短弱

古代名家医案

　　李寅斋先生，患血淋，几二年不愈，每发十余日，小水艰涩难出，窍痛不可言，将发必先面热牙疼，后则血淋。前数日饮汤水欲温和，再二日欲热，又二日非冷如冰者不可，燥渴之甚，令速汲井水连饮二三碗，犹以为未足。未发时，大便燥结，四五日一行，发则泻而不实。脉左寸短弱，关弦大，右寸下半指与关皆滑大，两尺俱洪大，据此，中焦有痰，肝经有瘀血也。向服滋阴降火及淡渗利窍之剂皆无效，且年六十有三，病已久，血去多，何可不兼补，治当去瘀生新，提清降浊，用四物汤加杜牛膝补新血，滑石、桃仁消其瘀血，枳实、贝母以化痰，山栀仁以降火，柴胡升提清气，二十帖而诸症渐减。再以滑石、黄柏、知母各一两，琥珀、小茴香、桂心各一钱半，玄明粉三钱，海金沙、没药各五钱，白茅根汁熬膏为丸，每服一钱，空心及晚，白茅根汤送下而愈。（明·孙一奎《孙文恒医案·卷五》）

　　按：本案左寸短弱并不为虚，而是因下焦实热阻滞气机，使元气不得通于上所致。两尺洪大说明下焦为实，关弦大说明肝经有邪阻滞气血不畅，右寸下半指与关皆滑大说明中焦痰热阻隔。临床症状虽然极其复杂，但从脉象上可以判断本病以实为主，病位关键在于中焦肝脾不通。以脉解症，从面热、小便涩痛、血淋等症，可知面热为胃中痰热上冲，肝经瘀热搏结，所谓下焦有血，即是指肝经有瘀血，因小便不仅属于下焦肾与膀胱，还与肝经有关。在治疗上，应清热化痰、活血通淋，四物汤加杜牛膝活血化瘀，疏通肝经，滑石、桃仁破瘀通淋，枳实、贝母化痰，栀子降火利清，柴胡升提清气。此处柴胡之用应还有疏肝理气之功，清气不升多考虑脾，以风药之升散和升提之效来升脾之清气，但脾之升清也有赖于肝气的生发，故可用柴胡疏肝理气，即土中之木得以疏散，脾之清气才得以上升，则寒热不调之症可除，脉寸弱也可平复。

　　诸症减轻后，余邪未清，主要清利下焦湿热瘀血以治血淋，所用之滑石、知母、黄柏为清热利湿药，没药、琥珀活血通淋，小茴香、肉桂为温散肝肾之药，少量用之有助于活血利湿。玄明粉、海金沙均为清热利湿通淋之品。以白茅根汤送下，也是取其清热通淋兼凉血止血之义。

3. 脉两寸短弱

古代名家医案

闵文川先生，肛上生一肿毒，月余脓溃矣，但稍动则出鲜血不止，大便结燥，胸膈饱胀，饮食不思。脉两寸短弱，关弦，尺洪滑，此气虚血热，陷于下部。法宜补而升提也者，不然痔漏将作，可虑也。黄芪二钱，归身、地榆、槐花、枳壳各一钱，升麻、秦艽各七分，荆芥穗五分，甘草三分。服后胸膈宽，惟口苦甚，前方加酒连、连翘各五分而愈。（明·孙一奎《孙文恒医案·卷二》）

按：肛上脓血，兼见鲜血，大便干结等症，明为血热证，此证相应的脉象是尺洪滑，代表下焦之血热，关弦是气分热甚，与肝热有关。但脉见两寸短弱，短为气病，弱为气虚，与血热之病机截然相反，为何？参之症状，胸膈饱闷，不思饮食，则可知中焦气机不畅，热郁于下焦，故清阳之气不达于上焦，致寸短弱，脉中亦现无力，可知也兼有中气虚损之机，中气虚损也可致脾不升清而反下陷于下焦，致阴火内炽。故说"此气虚血热，陷于下部，宜补而升提"，方用地榆、槐花凉血止血，黄芪、当归补益中焦气血，枳壳、升麻、秦艽、荆芥穗升清降浊，升举中气，枳壳兼能利胃肠之气，宽胸利膈，导引脾气升提大肠的功效，甘草用以调和诸药。本方可与日本汉医常用于治疗痔的乙字汤合参。

4. 左寸短弱

古代名家医案

诰封吴太夫人者，车驾涌澜公母也。年余六十，久患白带，历治不效，变为白崩。逆予治之。诊得右寸滑，左寸短弱，两关濡，两尺皆软弱。予曰：据脉，心肾俱不足，而中焦不湿。《脉经》云：崩中日久为白带，漏下多时骨木枯。今白物下多，气血日败，法当燥脾，兼补心肾。以既济丹（鹿角霜、当归、白茯苓各二两，石菖蒲、远志各一两五钱，龙骨、白石脂各一两，益智仁五钱，干山药打糊为丸，梧桐子大，空心白汤下七八十九。编者注）补其心肾，以断下丸燥中宫之湿，则万全矣。服果不终剂而愈。（明·孙一奎《孙文恒医案·卷一》）

第七章 脉体的长短

137

按：白带量多为气血虚损所导致，特别与脾虚生湿有关，故两关脉濡。两尺皆弱为肾虚，参之临床症状，可知多为肾阳气虚。左寸短弱，则表明肺心之气弱，此亦与脾虚湿浊不能升清有关。故重点在于补脾肾之阳气，化湿浊以升清气。以山药、益智、茯苓健脾气利水湿，菖蒲、远志化中焦湿浊，鹿角霜、益智温补肾阳，龙骨、白石脂、蚕沙、黄荆子、海螵蛸、椿根白皮均为收湿止带之品。

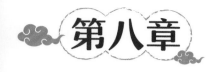

第八章　脉象的流畅度

第一节　滑脉

一、脉象

1. 定义

往来流利，如珠走盘，应指圆滑。

2. 歌诀（《濒湖脉学》）

【体状相类诗】

> 滑脉如珠替替然，往来流利却还前。
>
> 莫将滑数为同类，数脉惟看至数间。

滑则如珠。数则六至。

【主病诗】

> 滑脉为阳元气衰，痰生百病食生灾。
>
> 上为吐逆下蓄血，女脉调时定有胎。
>
> 寸滑膈痰生呕吐，吞酸舌强或咳嗽。
>
> 当关宿食肝脾热，渴痢癫淋看尺部。

3. 脉象示意

见图 8-1。

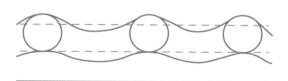

图8-1　滑脉脉象示意

4. 诊法

临床上滑脉之象有两种表现。一种是脉体有似膨胀或突出的感觉，同时在跳动过程中会有指下滚动感。这种指感表明脉管内容物比较充实，血液成分当中有一种黏稠而圆滑的包块。

另一种是脉管内容物虽然充实但不一定为形如圆珠状，在此基础上，其脉势特别有一种流畅感，这种流畅感的衡量标准是：三指的脉搏几乎同时出现，没有时间差。我们知道，血液循环的走向是从心脏走向四肢，手腕桡动脉的流向是从肩至手，故三指下的脉搏出现的时间顺序是由尺到关再到寸，三指之间先后跳动的时间差虽然很短，但我们稍加体会是可以感知到的。如果这个时间差明显缩短，让我们几乎感觉不到，三指脉搏的起落从环指到食指哗一下就过去了，这种快速流动的感觉，即是滑脉。

我们在初学摸脉时对这个时间差的感受会有些难度，毕竟只有零点一秒左右的差异，但摸熟了，我们就会很容易体会到，刚一落指，脉搏就来了。与之相反，涩脉的指下感觉是这个时间差变长，但真正的差别也就只有零点几秒，所以我们要锻炼手下的感觉。

5. 分类

根据上述诊法可知滑脉应分两类：一是如珠滚动之滑；二是指下流行迅速的滑利之滑。

6. 鉴别

由以上滑脉的描述可知，滑脉应与数脉相鉴别。因为二者均有来去流利的感觉。但是数脉的来去流利是指脉搏波在上下起伏的加速运动。而滑脉是指如圆珠般的滚动很快，或三指脉搏在血液循环方向上的传导速度的明显加快。

7. 形成机理与诊断意义

（1）里热盛实 脏腑里热充盛，易致血液循环加速，容易形成三指搏动迅速的感觉，此即滑脉的一种。同时，里热也会迫血妄行，使血流奔腾翻滚，所以形成指下如珠滑动之滑脉。

这种情况下导致的滑脉，均有脉管充实有力之感，因热会调动体内备用血量，使得循环血量剧增，使得脉管内容物增多；同时也易调动阳气与邪气相争，故脉搏力量明显增大。

造成阳热盛实的原因，可以是直接感受火热之邪，或气郁化火，或食积化热，或痰饮郁而化热或瘀血阻滞气机而化热。气郁化火者多兼有弦脉之象；食积化热者，因其多有湿邪，可兼有缓脉或濡脉；痰饮郁而化热者，或兼有弦脉；瘀血阻滞而化热者，其脉管内容物多有充实而满，或兼有弦硬之感。

若这些邪气阻滞化热后壅塞气血程度很重，反而会出现沉而细脉或沉涩脉，但重按之，可发现沉位有躁动不安之象。

少数情况下，如果阳气虚极，而虚浮外脱，反可见到浮滑脉，重按之无力。

若胃气衰败或元气虚脱时，也可出现滑而硬，强劲弹指，此时为真气外露之象，属危证。

（2）**痰浊**　滑脉与痰浊内停的关系很大。因为痰浊为有形之邪，在症状上有可见到的痰块或痰核，即使停蓄于体内，也是有形质的黏稠状物，痰浊之邪在脉内的表现即为有形之满胀感，稍显质软。

痰浊易使脉象滚动流利，若为风痰，则滑脉之中可兼见浮弦之象。此时应四诊合参，常见肢体关节疼痛患者，表现为形体结实，皮肤油腻，营养状况良好，此时的关节疼痛，即可考虑为风痰所致，以化痰通络法治疗，如指迷茯苓丸、二陈丸、滚痰丸等加减，效果较好。

（3）**孕脉及月经来潮之脉**　孕妇脉滑，这是中医的临床经验，因孕妇欲养胎则必调动体内潜藏的气血，脉内容物较之孕前增多，脉内容物充实有力而滑。

也要注意的是，孕妇不一定脉必滑，这是概率问题。体质较好的孕妇，气血充足便可表现为滑脉。但体质较虚之妇女，孕前一直表现为脉沉细弱，即使怀孕也很难表现出典型的滑脉，与正常人相比仍属弱脉。

古人称孕脉之滑脉是"有病象，无病脉"，即虽有恶心呕吐、食欲下降等妊娠反应，但其脉象具有柔和从容之象，则不属病态。

（4）**食积**　食积出现滑脉的机理，与食积生热和食积化痰有密切关系。食积阻滞肠胃气机则郁而化热，热迫血行而脉滑。食积生痰则脉中出现团块状内容物，如珠走盘而滑动。

食积化热者其脉可见滑数有力。食积夹湿可见脉滑而迟或兼有濡或缓象。食积重者，阻滞气机而脘腹痞胀疼痛，可出现弦滑数脉。此时应结合具体临床表现进行分析，方能得到可靠的诊断结论。

食积、痰湿常相互胶结，互为病因，也易产生浊毒，其临床常见的脉象是滑、数、缓、濡、弦等复合脉象。食积的临床表现多为脘腹痞闷胀痛、嗳腐吞酸，或大便酸腐臭秽；痰湿的临床表现多为痰多而精神困乏，周身沉重；浊毒的临床表现多为易于上火，或心烦失眠，或皮肤易起疮疖等。临床上治疗时应全面考虑，采用消食化积、健脾化痰、芳香化浊、清热泻火等法综合治疗，可用平胃散、焦三仙、藿香、佩兰、茵陈、竹叶、胡黄连、砂仁、豆蔻等药物加减治之。

（5）**气血充足之象**　体质强壮的人，因其气血旺盛，血量充足，其脉象也可稍滑。因气血调和，故脉滑而缓和有力。

（6）**三关脉滑的病机**　滑脉与热和痰均相关，结合三关分属上中下三焦，临床上也可参考运用：寸滑者，与胸膈有痰相关。常因痰浊阻滞胸膈气机而咳喘胸闷，或胃气上逆而呕吐吞酸等。痰阻舌本则可出现舌强或语言謇涩。关滑者，主肠胃中有宿食或痰浊，或者肝脾热盛。尺滑者，主下焦有热。如大肠有热则为热痢，小肠有热则小便灼热疼痛。

二、临床应用

【作者医案】

患者，女，28岁。2018年5月11日诊。患者头昏呕吐半年，每日均发作，时轻时重，重时天旋地转，不能站立行走，一次走路时突然头昏沉倒地，全身无力，送医院救治后诊断为"梅尼埃综合征"，经对症处理后症缓，但仍每天头昏、眩晕，晨起恶心反胃，常关节疼痛，足底发麻，腹胀不欲食，精神困倦。其形体胖，月经已半年未至。舌质胖大，苔薄白（图8-2），脉沉按弦滑有力。

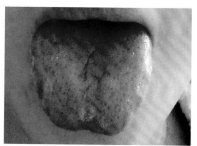

图8-2　舌质胖大，苔薄白

前医用过苓桂术甘汤、二陈汤、小柴胡汤等均无明显效果。根据病史、四诊资料和脉象诊为风痰上扰，以半夏白术天麻汤合玉真散加减：法半夏15g，炒白术12g，天麻12g，陈皮10g，生甘草6g，茯苓15g，炮姜10g，胆南星10g，白附子6g，羌活12g，防风12g，白芷10g，厚朴15g。6剂。

服一剂后，头脑清醒，足底麻木感消除，全身关节轻松，服完6剂后，腹胀消，食欲增，且月经来潮。以上方再服6剂，症状未发，停药。

本案为痰饮证，前医用温化痰饮方剂未取得明显效果，提示非寒饮，根据其症状发作突然，关节麻木等症，可断为肝风之症，但肝风之因有很多，由脉弦滑可知为风痰阻络，上扰清空，脉象在本案的鉴别诊断中起了关键作用。

古代名家医案

孙氏女，年将及笄，久患齿衄，多医莫疗。孟英诊曰：六脉缓滑，天癸将至耳。与丹参、生地、桃仁、牛膝、茯苓、白薇、滑石、茺蔚子（亦治倒经之法）。一剂知，数日愈。寻即起汛，略无他患。（清·王孟英《王孟英医学全书·王氏医案续编》）

按：女子十五岁为月经初潮的年龄，但月汛未至，而患齿衄，此时需要考虑齿衄与月经是否有关。

女子月经欲至之时的脉象多为滑脉，因月经为冲脉所主，与肝相关，冲为血海，肝主藏血，经前女子常有胸胁胀满、脾气急躁等表现，若无大的病变，也属生理现象。其机制为冲脉气血涌盛，肝经气机稍有受阻而欲外达的现象，待月经已至，则这些现象自除。滑脉的表现，正反映了气血充盛而有滚动之象。

　　本案脉滑即反映了月经将来而未来的现象，此时的齿衄，也正是冲脉之气血上涌的表现，即冲脉之气逆而上冲，不得下达。"六脉缓滑"之缓脉，当指柔和之意，并非缓急之缓，因气血充实，逆而上冲，其表现必定为向上冲击之力极强的齿衄。缓与滑并见，可知天癸将至（即经血欲潮）。

　　治疗之法，当平冲降逆，导热下行，并凉血止血活血。以丹参、生地黄、桃仁凉血活血通经，生地黄还可凉血止血，牛膝平冲降逆，引血下行，二药均能治疗血热之齿衄。茯苓、滑石、茺蔚子利尿清热，将体内之气热由小便导出，茺蔚子兼有活血调经之功，与益母草同功。白薇有清热凉血之效。文中自注"亦治倒经之法"，倒经常指月经未至而鼻衄，其病变机制与本案一致，故治法相同。笔者认为，此法可推而广之，若临床上遇到与月经无关的鼻衄、齿衄或头面部出血症，只要机制相同，均可运用本法治疗。

3. 脉右寸浮大而滑

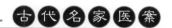

　　太学史明麟，经年咳嗽，更医数十人，药不绝口，而病反增剧，自谓必成虚痨。余曰：不然，脉不数不虚，惟右寸浮大而滑，是风痰未解，必多服酸收，故久而弥甚。用麻黄、杏仁、半夏、前胡、桔梗、甘草、橘红、苏子，五剂知。十剂已。（明·李中梓《医宗必读·卷之九》）

　　按：久咳不愈而别无他症，仅凭症状来考虑，辨证分析还缺乏足够的证据。前医多以久咳必虚的经验进行治疗，多以酸收之品治之而无效。原因在于，肺中有痰浊之邪未除，用酸收之药导致邪气不出，故久病不愈。

　　因为症状较少，当从脉象鉴别之：右寸脉浮大而滑，右寸为肺，滑脉说明肺中有痰邪，浮大脉说明邪气病位偏于表，且有上越之势，所以辨证为风痰阻肺。

　　用方为三拗汤合二陈汤、桔梗汤加减。三拗汤宣降肺气，止咳平喘，二陈汤化痰止咳，桔梗汤排脓祛痰，且桔梗与杏仁、前胡相伍，有利于肺气的宣降。苏子既可化痰，也可降肺气而止咳。全方总体偏于温散风寒，未用清化痰热之品。若能结合舌象综合判断则更加准确。

4. 洪滑脉

一人形长色苍瘦，年逾四十。每遇秋凉，病痰嗽、气喘不能卧，春暖即安，病此十余年矣。医用紫苏、薄荷、荆芥、麻黄等以发表，用桑白皮、石膏、滑石、半夏以疏内，暂虽轻快，不久复作。予为诊之，脉颇洪滑。曰：此内有郁热也。秋凉则皮肤致密，内热不能发泄，故病作矣。内热者，病本也。今不治其本，乃用发表，徒虚其外，愈不能当风寒；疏内，徒耗其津，愈增郁热之势。遂以三补丸加大黄酒炒三次，贝母、瓜蒌丸服，仍令每年立秋以前服滚痰丸三五十粒，病渐向安。（明·汪机《石山医案·卷上》）

按：秋凉犯病，春暖即安，说明体内有邪与外相应。秋凉即犯病多为外有寒邪，体内气喘不得卧可知肺中有痰阻气逆。为寒痰还是热痰？脉象为洪滑，洪脉与热盛相关，滑与痰相关，故多为痰热内郁。应以清热化痰为主治疗。三补丸即黄柏、黄芩、黄连，加大黄，合之以清热泻火，用贝母、瓜蒌清化热痰，又以滚痰丸清化其实热老痰。痰热清除后，表里内外气机和畅条达，则营卫协调，外邪自不可内侵。

这里需要讨论的是：前医为何有效而未能根治？

观其所用方药，以紫苏、薄荷、荆芥等发表，有助于开发表气和宣发肺气，用桑皮、石膏、半夏内泄肺热兼降痰气，故可暂缓疾病。但不久复作，原按中解释为"用发散以虚其外，则愈不能当风寒，疏内以耗其津，则愈增郁热之热"，此说可参考，笔者认为不一定恰当，理由如下。

临床上所见外感疾病，常因患者的体质基础而有相应的表现，此即所谓"内外合邪"而发病的机理，所以我们应特别注意分析体内的因素，此时脉象可提供重要的判断依据。如果平时解决好了体内所存在的邪气，那么时令邪气则不易感触发病了。根据脉象可知患者本有痰热内郁于肺，在春夏季节气候温暖时，毛窍开张，肺气之郁滞可缓解，故不发病，而每逢秋冬季节则寒邪郁滞体表，使体内原本郁滞的肺气更加阻滞不通则发病喘咳，此即先有其内，后有其外，内外合邪而发病。

此时若内有痰热，外有秋凉，应可以解表清里兼顾，如用麻杏石甘汤加鱼腥草、莱菔子、黄芩、天竺黄、瓜蒌皮、葶苈子、桔梗、冬瓜子、紫苏子等药，应是可以外散表寒而开宣肺窍，内疏痰热而通调肺气。观汪氏所用之方药，除贝母、瓜蒌二药稍有润肺滋津之功外，几乎都是攻下泻火之品，虽无解表之药，但在表里皆实的病证诊治法中，确实有表里双解，或者解表里自和，或者里清则表自解这三种处理办法。

因此原案中分析前医治疗时用发散以虚其外，似乎认为患者体质偏虚，但观其后汪氏所用之药也是以攻下为主，所以笔者认为前医辨治不当的问题所在，不是虚实辨别错误，而是对痰热的邪气性质认识不足。

第二节　涩脉

一、脉象

1. 定义

脉细而迟，往来艰涩不畅，如轻刀刮竹。

2. 歌诀（《濒湖脉学》）

【体状诗】

> 细迟短涩往来难，散止依稀应指间。
>
> 如雨沾沙容易散，病蚕食叶慢而艰。

【相类诗】

> 参伍不调名曰涩，轻刀刮竹短而难。
>
> 微似秒芒微软甚，浮沉不别有无间。

细迟短散，时一止曰涩。极细而软，重按若绝曰微。浮而柔细曰濡，沉而柔细曰弱。

【主病诗】

> 涩缘血少或伤精，反胃亡阳汗雨淋。
>
> 寒湿入营为血痹，女人非孕即无经。
>
> 寸涩心虚痛对胸，胃虚胁胀察关中。
>
> 尺为精血俱伤候，肠结溲淋或下红。

3. 脉象示意

见图8-3。

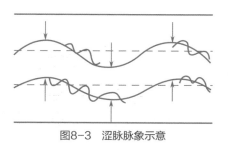

图8-3　涩脉脉象示意

4.诊法

涩脉是很多临床医家关注的重点。如山西名医刘绍武先生认为涩脉为不畅脉，有力度时大时小、节律时快时慢、脉体时粗时细的不均匀之感。国医大师李士懋认为涩脉即为脉之起伏的幅度小的脉。江西名医姚荷生认为涩脉有两种：第一种是《濒湖脉学》所讲的"往来难"，第二种是"去速"的涩脉。

比较上述三位名家对本脉的认识，结合古人对涩脉的定义，我们认为，临床上的涩脉有以下几种。

（1）"往来难"的涩脉　主要指脉来之势非常不流畅。这是与正常脉相比较而言的，即指下能清晰地感觉到患者脉来比较艰难滞涩。

如果再细心体会，则可进一步发现，所谓脉来艰涩，实际上是指从我们环指有脉动感开始，到食指有脉动感之间的时间间隔，较正常人略有延长之感，这可能是由于脉搏波的传导速度变慢，或是血流速度变慢造成的。现代研究证实，血液黏度高的脉象多半不流利，因此血液黏度可视为涩脉的客观指标之一。

根据涩脉流利度的不同，将涩脉分了五个档次：第一等级的涩，即脉来非常艰涩；第二等级的偏涩，即脉来艰涩的程度较涩稍轻；第三等级是略涩，即脉来艰涩的程度较偏涩又稍轻；第四等级的是不流利，即指下仅感到脉来不流畅，而未到艰涩的程度，第五等级是欠流利，即指下感到的脉来稍欠流畅。简言之：欠流利—不流利—略涩—偏涩—涩，是涩脉由轻到重的五个不同阶段。

（2）去速的涩脉　指脉搏收得特别快，即我们刚感到患者脉搏最明显或最有力时，立即就感到其脉搏搏动几乎完全消失，较正常脉搏或其他脉（微脉、散脉及含涩脉的复合脉除外）收得快得多。换言之，此种涩脉构成的要件不论脉来是缓是速，不论其脉来流畅与否，只要其收得非常快（即所谓去速），即为去速性涩脉。

（3）脉幅小的涩脉　因为脉幅较正常脉显著降低，故在感受脉的起落时均不明显，脉跳起来时即有一种收敛之势，即脉管的弹跳受到了无形的限制，有抑郁不舒之感。

（4）三五不调的涩脉　指力度时大时小、节律时快时慢、脉体时粗时细的不均匀之脉。

以上四种涩脉均为涩脉的表现。第一种涩脉强调的由胸到手的血流方向上的不流利，第二种涩脉和第三种涩脉强调的脉幅波上下振荡方向上的不流利。第二种涩脉强调上下起伏的不均匀和不对等，第三种涩脉强调上下起伏受限制。第四种涩脉强调的是节律、力度、粗细等多方面的不均匀。

5.分类

根据涩脉诊法进行分类，可分为上述四种涩脉。

6.鉴别

《濒湖脉学》体状诗中的"细迟短涩往来难"，以及相类诗中的"参伍不调名曰涩，轻刀刮竹短而难"，故此定义沿用至今。诗中将细脉、迟脉、短脉这三种脉与涩脉并列，并说明它们均有"往来难"的特点，故应加以鉴别。

（1）**涩脉与细脉的鉴别**　涩脉感觉上是往来艰涩不畅以及脉幅小，细脉因为脉管细小，所以多数幅度会变小，这一点与涩脉相似。二者在幅度上似乎没有太大差别，但是涩脉在幅度小的同时，一定有上下起伏受到抑制的感觉，即起来的同时有一种向下的回缩感。这种回缩感，也是"去速"的涩脉特征。涩脉的脉管不一定很细，甚至也可以较粗大。若临床上见到涩脉兼脉管细小的则称为细涩脉，这种复合脉象指的是既有脉管细，也有脉幅小且上下弹跳时有回缩感。

（2）**涩脉与迟脉的鉴别**　涩脉之往来难，体现在脉幅受到限制，以及三指连线上的不流畅，而迟脉的往来难，主要表现于脉率较正常脉象为慢。涩脉的脉率多数偏慢，也可以不快不慢。

（3）**涩脉与短脉鉴别**　短脉是脉管长度不及三部，从寸或尺这两部脉不见或明显减弱的角度来说，似有血流不畅之感。但短脉主要强调的是脉管的长短，涩脉不强调脉管的长短。临床上若见到短脉与涩脉相兼并见的，即称短涩脉。

7. 形成机理与诊断意义

（1）**湿阻气机**　涩脉为不流畅的脉，因此代表了气血不流畅，而气的不畅最为常见，百病多因气滞。临床上最易造成气滞的原因是湿阻气机。湿为阴邪，易伤阳气，其伤阳气的机制即为湿阻气机。因脾主运化水湿，故湿易阻滞脾气。

湿可伤脾，脾虚易生湿，二者可互为因果。如平素贪凉喜饮之人，恣食生冷瓜果，或过食油腻食物后，湿邪内停，易伤脾之阳气，导致腹部胀满疼痛。又如平素脾气虚弱的患者，体内易于生湿，此湿为"内生五邪"之一，湿生而反过来更伤脾气，阻滞气机，故脾气虚之人，一方面有神疲乏力、少气懒言、纳呆食少、面色淡白无华等症，另一方面也有大便溏薄、身体困倦而酸重、头昏欲睡、睡中流口水等湿邪内生的表现。在此基础上，湿阻脾胃气机则生脘腹胀满的症状。

体内有湿之人，常易感受外来湿邪；外湿困阻肌表气机，也易内侵困阻脾胃气机。内外邪气常可内外呼应，相兼为病。此为中医所说的"同气相求"的原理。

临床常见一些小儿，脾胃不好，食欲较差，大便稀软不成形，他们特别患上感冒后，常常表现为湿热感冒，如发热时成天昏沉多睡。还有一些脾胃不好的人更容易患上风湿性关节炎，在阴雨天时就会出现四肢沉重、酸痛不适等表现。这些都是体内的湿与体外的湿邪相兼为病的例子。

若阻滞气机严重者，常出现涩脉。若伴体表四肢关节风湿证者，可见浮涩脉，多数兼有脉弱。寒邪与湿邪并见，更易出现沉涩脉、无力脉，或伴见弦紧之象，弦紧体现了寒凝之病机。

（2）**饮郁气机**　三焦为水液之道路，若水饮郁滞于三焦，则三焦气机滞涩不畅而

第八章　脉象的流畅度

脉见涩脉。

三焦为六腑之一，其大而无定形，随着脏器组织的形状而有所变化，如在内为膜膜，包括了胸膜、腹膜、肠系膜，在外则布于膝理，因其范围之广，其形之大，脏腑之中无与伦比，故又称为"孤府"。若水饮郁阻，在外可见肌肤肿胀，四肢关节的沉重疼痛，甚至有疼痛部位变动不居之症，在内可见短气不得卧，可有胸腹水肿等症，表里之气机皆为水液所阻，故其脉可见涩脉。

（3）**瘀血凝滞** 涩脉可为气滞血瘀，气滞与血瘀可互为因果。

瘀血阻滞者多为细涩脉，因瘀血导致气机不畅，血行受阻，则脉涩。但瘀血可使脉道变细，故可见细涩。临床上判断血瘀证除以细涩脉为指征外，还应结合四诊，如：疼痛如针刺，拒按，常在夜间加重；体内有质地坚硬的包块；出血反复不止，颜色暗紫，女子月经夹较多色暗之血块；面色黧黑，肌肤甲错，唇甲青紫，皮下瘀斑瘀点或皮肤丝状红缕，或腹壁青筋怒张，或舌质紫暗，有瘀斑瘀点，舌下络脉粗张或迂曲等。

（4）**精亏血少** 脉管如河道，河道水太少也会导致流行不畅，故精亏血少所致的脉道枯涩，也会导致脉象艰涩不畅。此时的涩脉当为细涩无力，细为血虚或阴精亏虚，不能充盈脉管，涩则为精血亏损至极，脉内血流量匮乏所致，无力之脉即为虚弱之象。

当肾精严重亏损时，可见三关脉象均细涩无力，但尺脉常短，即短、细、涩三脉并见。

阴精亏虚日久时，也会导致阴阳俱损，特别是肾精亏损时，可伴见阴阳俱损。如男子肾精亏虚，可见到脉浮虚而细涩，浮虚为阳气虚浮外越，而沉按之则为细涩反映了阴精亏虚的状态。若男子见此脉象，多为精气清冷，常患有不育症和少精症等。

大失血时，可见到脉细涩无力，如妇女产后大失血，常见此脉，但也可见到革脉或芤脉。

有些育龄女子并未怀孕，但月经不至或经闭，若见到涩脉，可知体内有精血亏少和瘀血二者并见。因精血亏虚可致脉涩，而精血亏虚导致血脉空虚而枯，产生瘀血，瘀血可阻滞脉道，也出现涩脉。此种闭经为因虚致实，虚实夹杂，临床上属于难治性疾病。

（5）**阳虚而津气亏损** 如《伤寒论》第325条说："少阴病，下利，脉微涩，呕而汗出，必数更衣，反少者，当温其上，灸之。"少阴心肾阳虚，阳虚不能固摄，可致水液不固，症见下利清谷，虚汗淋漓，此为亡阳之证。此时出现涩脉的机理是：阳气虚弱无力推动血行，同时阳气虚不能固摄津液，津血同源，脉管空虚，导致血量严重不足，使脉道空虚而血流不畅。

（6）**气机郁结** 气机郁结于体内可见到涩脉。而气机郁结的原因可以是湿阻、火热、外邪六淫或者七情过激，或者痰饮、瘀血等阻滞气机。

气机受阻导致气结，反过来也可加重湿阻、血瘀、火热，气结与邪阻二者互为因果，均可现涩脉，此时的涩脉当为沉涩而有力脉。如果为火热之邪内闭气机者，可见沉涩而有力，躁动不安之象明显。

（7）三关的涩脉

① 寸脉涩：应当察其有力无力。若寸涩而无力多为上焦虚弱，如心肺气虚、阳虚、血虚等，此时常见心中空虚之症。若寸涩而有力，多为上焦郁阻，可为气滞血瘀，常见胸部刺痛兼口唇青紫等。

② 关脉涩：右关脉为脾胃对应之处，若脾胃虚弱，营卫化源不足，则脉道不得充盈，可出现涩脉，此为涩而无力，右关脉重按之必无力，临床常见食少纳呆等症。左关脉为肝胆对应之处，若肝胆气滞，可出现左关脉涩而有力，临床常见胁胸胀闷等症状，也可伴见肝血瘀阻，则临床可见胁部刺痛、舌边暗紫等症状。若左关脉涩而无力，可见肝血虚、肝气虚、肝阳虚等，其具体表现可结合临床。

③ 尺脉涩：尺脉对应下焦。若热病耗伤肾阴，轻则可尺脉浮涩稍细，重则可见尺沉涩细，热病伤阴的症状常见大便秘结，若属轻者用麻子仁丸通便解热，若属重者则用增液承气汤泄热救阴。如果为热邪伤阴，以实热之邪为主，可见尺脉沉涩有力，临床常见尿短赤灼痛或伴尿热夹血，或大便夹血等。若属前述之肾精亏损者，可见尺脉涩而无力，临床可见男子精冷、精少的不育症，多有腰膝酸软、精神疲乏等症状。

二、临床应用

1. 脉沉涩有力

【作者医案】

患者，女，31岁，2019年3月20日诊。患者头昏沉三个月，严重影响到上班。因头昏导致记忆力严重下降，且睡眠不安，常有心胸憋闷感，颈椎疼痛。虽有困倦感，但一般的体力活动后并不疲劳。其形体胖瘦中等，面唇色淡，舌质淡红，苔薄白（图8-4），舌下静脉色紫黑，脉沉涩有力。

根据舌脉可知其瘀血较重，询问月经情况，得知月经常夹色黑血块，据此推断头昏为血瘀所致，处方血府逐瘀汤：柴胡12g，枳实10g，赤芍15g，炙甘草6g，当归15g，桔梗10g，川芎10g，生地黄10g，桃仁15g，红花6g，川牛膝15g。7剂。

服完药后头脑清醒，心胸舒畅，颈椎疼痛消除。

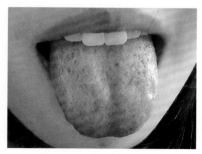

图8-4　舌质淡红，苔薄白

2. 肺脉沉而涩

古代名家医案

朱丹溪治一人，病喘不得卧，肺脉沉而涩。此外有风凉湿气，遏其内热不得舒。以黄芩、陈皮、木通各一钱五分，苏叶、麻黄、桂枝各一钱，生姜、黄连各五分，甘草二分，煎服数帖而愈。（清•俞震《古今医案按•卷五》）

按：肺脉沉而涩，说明右寸沉涩，关不沉。见症有喘不得卧，为肺部疾病，与右寸肺脉相应。但沉而涩，是实证还是虚证？喘不得卧表明多为邪阻。涩脉在临床上多为邪阻所致，也可为正虚。涩脉为邪阻所致，临床上最常见于湿邪，而与沉兼见，说明与寒凝相关，寒主收引故脉沉。所以可推测为感受了风寒湿之外邪所致。喘不得卧说明病势较急，病急者一与实邪相关，二与热邪相关。案中未补充说明舌象及其他兼症，笔者认为应结合舌象加以判断，以方测证可知，方中有黄连、黄芩说明舌象多有红赤，若仅见舌苔干而无红赤者常用生石膏而非连芩；方中用麻黄、桂枝、紫苏叶等温散风寒之邪，说明患者感受风寒后，寒凝肌腠而无汗，无汗则肺气闭郁更甚，故喘不得卧；方中应用陈皮、紫苏叶对中焦脾胃有流通之功，可助脾化湿，同时二药也能入肺，温化肺中痰湿；木通利水清热，既可将体内郁热从小便透出，也可以此利尿除湿，还兼有利下窍而通上窍的意味，可算是肺与膀胱上下相关理论的活用，我们临床上常用宣肺窍的方法治疗小便不通的病症，如运用麻黄、杏仁、桔梗、桑白皮、紫苏子等药宣肺窍而利水，是否可以反其道而行之，利小便而宣肺窍？值得我们临床深思而实践体会。

3. 涩细弱脉

古代名家医案

一人年三十余，形瘦神瘁，性急作劳，伤于酒色，仲冬吐血二盂盆，腹胀肠鸣，不喜食饮。医作阴虚治，不应。明年春，又作食积治，更灸中脘、章门，复吐血碗许。灸疮不溃，令食鲜鱼，愈觉不爽。下午微发寒热，不知饥饱。予诊其脉，涩细而弱，右脉尤觉弱而似弦。曰：

此劳倦饮食伤脾也，宜用参、芪、白术、归身、甘草，甘温以养脾；生地、麦门冬、山栀，甘寒以凉血；陈皮、厚朴，辛苦以行滞。随时暄凉，加减煎服，久久庶或可安。三年病愈。后往临清买卖，复纵酒色，遂大吐血，顿殁。（明·汪石山《汪石山医学全书·石山医案》）

按：纳呆、腹胀、吐血，病位在脾胃，既不属阴虚也不为食积，当察其脉以断其病性。脉涩细而弱，即为气血两虚。右脉更弱而略弦，提示脾胃气虚更甚，且有土虚木乘的趋势，即脾胃气虚而肝气郁滞。结合临床症状可知，吐血为阴虚胃热兼有肝火上冲，腹胀肠鸣为脾气虚而水饮不化。时发寒热，是因脾胃气血两虚，在外则营卫不和。故治疗时宜温补脾胃，气血双补为主；辅以滋阴凉血止血，兼凉肝泻肝。

4. 关涩大少力

古代名家医案

又治太史沈韩俸，患膏淋，小便频数，昼夜百余次，昼则滴沥不通，时如欲解，痛如火烧，夜虽频进，而所解倍常。溲中如脂如涕者甚多，先曾服清热利水药半月余，其势转剧，面色痿黄，饮食艰进，延石顽诊之。脉得弦细而数，两尺按之益坚，而右关涩大少力，此肾水素亏，加以劳心思虑，肝木乘脾所致。法当先实中土，使能堤水，则阴火不致下溜，清阳得以上升，气化通而疼涩廖矣。或云：邪火亢极，反用参、芪补之，得无助长之患乎？曷知阴火乘虚下陷，非开提清阳不应。譬诸水注，塞其上孔，倾之涓滴不出，所谓病在下，取之上；若用清热利水，则气愈陷，精愈脱，而溺愈不通矣。遂疏补中益气方，用人参三钱，服二剂，痛虽稍减，而病求其速效，或进四苓散加知母、门冬、沙参、花粉，甫一服，彻夜痛楚倍甚，于是专服补中益气，兼六味丸，用紫河车熬膏代蜜调理，补中原方，服至五十剂，参尽斤余而安。（清·张璐《张氏医通·卷七》）

按：本案为膏淋，尿频而灼痛，患者伴有面色萎黄、食呆纳少等症，似有肾阴虚火旺兼脾胃气虚。但以清热利水剂反而热势增加，所以其中病机应重新考虑，宜脉症合参。

第八章 脉象的流畅度

脉象弦细而数，两尺按之益坚，而右关涩大少力。弦为肝脉，细数为阴虚，尺按之力坚，为下焦湿热甚。但右关涩大少力，说明中焦虚损而不通。若从肾之阴虚火旺治疗，清热利水无效，可能以虚证当实证治疗而致更虚其虚，但清热利水之药并未说明是滋阴清热还是清热泻火，因苦寒清热则伤阳气，即使是用清热泻火剂也不应当加重热势，所以从肾之阴虚火旺考虑的思路应属不通。若因脉弦细数而考虑为肝阴虚火旺，与肾阴虚之虑也是同理。

若着眼于右关脉，问题可迎刃而解。因右关脉大而少力，可知脾胃之气虚，结合面黄而食少可知脾胃阳气虚损无疑。右关脉涩可知其中焦湿阻不畅。中焦元气虚损则清阳不升，清阳下陷则下溜入肾，故尺脉坚实有力。中焦湿阻阳气，则湿热内生，湿热可随阴火下陷入肾，故小便淋漓不通。脾胃虚而肝木乘之，故脉弦，且小便频急为肝木乘土之内风。因中气下陷，故用清热利水药使下陷之势加重。

由此可知，本案病机关键在于中焦脾胃虚损，清阳不升反陷，阴火下溜于肾中，兼有肝木乘土。再以证解脉，可知脉弦细数不可简单理解为阴虚火旺，弦乃因脾之阳气不足，中土不固，土中之木亦不固，肝风欲动之兆，细脉可理解为兼有阴虚，数为阴火及阴虚内热所致。治病必求于本，本案病机之本在于脾虚下陷，故治以补中益气汤，不得用利水之剂。后以补中益气汤合六味地黄丸，则是益气升阳兼滋阴补肾并用，为标本兼治。

第九章 脉律的变化

一、脉象

1.定义

脉来数而时一止，止无定数。

2.歌诀（《濒湖脉学》）

【体状诗】

> 促脉数而时一止，此为阳极欲亡阴。
> 三焦郁火炎炎盛，进必无生退可生。

【相类诗】

见代脉。

【主病诗】

> 促脉惟将火病医，其因有五细推之。
> 时时喘咳皆痰积，或发狂斑与毒疽。

3.脉象示意

见图9-1。

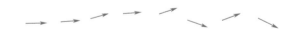

图9-1 促脉脉象示意

4.诊法

促脉的特征是脉来数而时一止，止无定数。具体来说，是一息五至以上，即相当于每分钟脉搏90次以上，在跳动中时有一止，每分钟停止的次数不固定，说不准在第几秒的时候会停一下，这就是止无定数。

5.分类

经典的促脉如上所述。

另有《伤寒论》中的"促脉"主要指脉来急迫，并非指脉有一止，这种急迫的感觉，主要表现为脉的上下起伏之中。如《伤寒论》第140条："太阳病，下之，其脉促，不结胸者，此为欲解也"，胡希恕先生将此促脉理解为寸浮、关以下沉，意指寸脉有躁动不安之感，正是正气与外邪作斗争，欲驱邪外出的征象。李士懋先生在《平脉辨证仲景脉学》中指出此即为脉来薄急之意，与胡希恕观点相似。此种促脉在临床上常见，可供参考。

6. 鉴别

　　促脉与结脉、代脉相鉴别。三脉均为歇止脉，但促脉脉率快而止无定数，结脉脉率慢而止无定数，代脉脉率慢而止有定数。

7. 形成机理与诊断意义

　　（1）正邪相争　在外感病中，多为正气强盛，能与邪相抗。这种情形就如《伤寒论》140条所描述的那样："太阳病，下之，其脉促，不结胸者，此为欲解也"，在风寒犯表证中，本该用汗法治疗，但是医生错误地运用下法治疗，导致人体阳气受挫，若患者平时阳气旺盛，这种误治不会导致身体虚弱，也不会由表证转变为里证，而是仍能顽强地抵御外邪，而出现促脉。这时的脉象表现，反映了正气急欲向外升发，欲将表邪驱逐于体外。

　　不仅是正气与表邪相争时可出现促脉，而且里证当中的正邪相争也可出现促脉。体内有寒、湿、痰、食等阻遏了脏腑气血，导致气滞不能通畅，即可出现促脉。出现促脉的前提也是正气充盛，能与邪相抗争。

　　若表里同病，阳气较强时，也可能出现促脉。如《伤寒论》第21条："太阳病，下之后，脉促，胸满者，桂枝去芍药汤主之"，此条即为胸阳被寒气所阻而出现促脉的例子。此时，表证仍在，里阳因攻下而受伤，但还不至于虚弱，因而表证兼见里证，邪气内陷于胸而阻滞胸中。临床上只要邪气阻滞胸阳，如肺气、心包之气者，均有可能出现促脉，如风热夹湿犯肺、风热兼痰湿内郁于胸及心包、痰浊阻滞心包、积食甚者也可上扰心包等。

　　根据所感受的邪气，常出现不同的相兼脉，如为寒邪者多见促脉兼紧脉，为痰邪者多见促脉兼滑脉，为湿邪者多见促脉兼涩脉，为食积者多见促脉兼滑脉、涩脉或紧脉。

　　（2）三焦火热极盛　促脉是数脉的一种，与数脉形成机理类似，即为火热迫血妄行。若火热亢盛，气血急迫一时不得接续，可出现数而时一止的现象。此时热象极其明显，如身热、口干、烦躁、舌红苔黄而干燥，甚至神志昏迷谵语等。

　　（3）脏气虚弱　脏气虚弱包括气虚、血虚、阴虚、阳虚、肾精亏虚等，此时促而无力。如气虚者，越虚则脉率越快，且兼有浮大无力之感；阴血虚者，常兼有细数脉；阳虚者，可兼有沉而微，或浮大无力；肾精亏虚者，常见尺脉沉细弱无力。

二、临床应用

1. 脉沉细数促

患者，女，89岁，2018年5月17日诊。患者近两年每一个月均会因肺部感染而入院，此次住院5天后出院，出院诊断为慢性阻塞性肺气肿、心力衰竭、高血压、糖尿病、心肌缺血、肾功能不全、腔隙性脑梗死、腰椎间盘突出等多种疾病，来门诊欲用中药调理。老人身体消瘦，面色淡白无华，两眼无神，手足冰冷，畏风怕冷，语音低弱无力，喘息不止，食欲较差，舌淡瘦偏暗，苔薄白，根部黄腻厚，脉沉细数，时有一止，止无定数。此为危重症，试用中药温补心肾，降气平喘，以四逆汤、参附汤、苏子降气汤合方，处方3剂。患者年高体衰，多病缠身，笔者水平有限，料想无力回春，其后未追随病情，不知情况如何。

2. 脉沉细数促无力

当代名家医案

患者，女，成。喘息性支气管炎反复发作数十年。两年前因感冒而咳喘不止，住院治疗7个月不见效果，后又配合中药宣肺定喘、止咳化痰等治疗8个多月仍无明显改变。细审其证，骨瘦如柴，饮食俱废，喘咳短气难于平卧，昼夜不能着枕，畏寒肢冷，足冷至膝，手冷至肘，口干而不欲饮，舌淡苔白，脉沉细数促而无力。思之：沉细之脉似为气血、阴阳俱虚，数脉诸书多云主热，然促数并见且无力，而胸满则为肾阳虚，即仲景所谓脉促胸满桂枝去芍药汤证意。综合脉证论之，乃心肾阳虚，水气上犯，上凌心肺之证。治拟温阳化饮。真武汤加味。处方：人参6g，杏仁6g，附子6g，白芍6g，茯苓6g，白术6g，生姜1片。

服药1剂后，喘咳稍减。某医见上方药量小而药味又少，且无麻黄之定喘，乃将上方药量加倍，复加麻黄用之。服药4剂，效果固然。又邀余诊。审思再三，云：正虚之躯，过用克伐之品，已成正虚邪实之重证，稍事补益则邪必壅盛，稍事祛邪则正气不支，故只可以小量补剂治之。原方继服。

第九章　脉律的变化

155

嘱其每剂水煎两次，分4次，昼夜分服，共进2剂，咳喘减；又服20剂，喘咳始平。（朱进忠《中医脉诊大全》）

按：本案原案分析清晰明了，笔者无需再详加解释。选入此案的目的是欲通过此案以说明以脉诊定虚实的重要性。本案为肺肾两虚之咳喘，脉沉细数促无力，说明阳气大虚，此时之促脉为气血不相接续所致，尤其是阳气虚极的表现，故治疗时以顾护阳气为先，若加以攻伐之药，大伤阳气，即使加入人参、附子等药也不会有效。本案通过脉症合参可知，因阳虚生寒饮，寒饮上冲所致咳喘，以真武汤加味治之，加人参即合参附汤，加杏仁以下气平喘而不伤正，且杏仁兼有利水之效。小量用之的经验十分重要，即正虚邪实之重证，稍事补益则邪必壅盛，稍事祛邪则正气不支。只以小量补剂治之，一是顾护脾胃之气，二是以合《内经》"少火生气"之旨。

第二节　结脉

一、脉象

1.定义

脉来缓而时一止，止无定数。

2.歌诀（《濒湖脉学》）

【体状诗】

结脉缓而时一止，独阴偏盛欲亡阳。

浮为气滞沉为积，汗下分明在主张。

【相类诗】

见代脉。

【主病诗】

结脉皆因气血凝，老痰结滞苦沉吟。

内生积聚外痈肿，疝瘕为殃病属阴。

3.脉象示意

见图9-2。

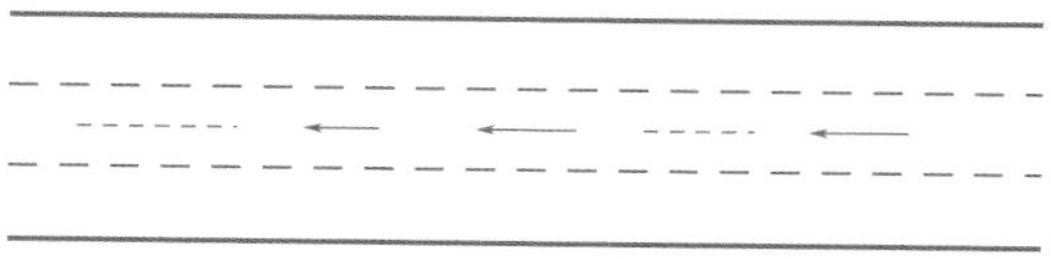

图9-2 结脉脉象示意

4. 诊法

结脉的脉率较正常为慢，且有不规则的歇止。

5. 鉴别

结脉要与促脉、代脉相鉴别，具体参见促脉部分的内容。

6. 形成机理与诊断意义

（1）阳虚寒盛 结脉的出现有两种情况，一是阳气虚衰而阴寒内生，此时多伴有气血两虚。气血虚则血脉不畅，气血不能相续而脉歇止。二是阴邪或寒邪凝滞气血，气血不续而出现脉止，阴邪不仅指寒邪，还指瘀血、痰浊、水饮、食滞等邪气，这些邪气如与寒邪相兼为患，更易阻滞血脉，使得血行无以为续而出现脉止。

阳虚和寒盛二者也可相兼并存，因为阳气虚而生内寒，寒邪内盛者多伤阳气。

阳虚多兼有沉细弱脉。若寒凝甚者，可兼有沉紧脉。若兼痰者，脉多兼见滑象。若兼水饮者，脉多兼见沉或沉弦；若兼食滞者，脉多兼见滑或涩或紧脉。如邪气在表，可兼见浮脉，如邪气在里，可兼见沉脉。

（2）癥瘕积聚 癥瘕积聚多与邪气阻结，气血停滞有关。气滞血瘀久则聚而成形，即为癥瘕，少数情况下也可见于痈肿。

需要注意的是，虽然结脉所属病性多为阴寒，但少数情况下也可见于实热，此时当从脉之有力无力以及四诊合参中鉴别。因有些实热之邪也可阻滞气血，使血行受阻而流行缓慢，实热壅塞气血，也可出现脉搏缓而时一止，此时多为脉搏有力，或沉按之躁动不安，有奔冲不宁之感，而四诊常可见面红、身热、喜冷、舌红口干等热象。

二、临床应用

1. 脉沉细结

【作者医案】

患者，男，40岁。2019年5月9日诊。患高血压多年，头目昏重，长期失眠，容易疲劳，口干口苦，大便溏薄且气味重，舌尖麻木感。十多年来每日嗜酒，面色红赤，舌淡嫩，苔薄黄微腻（图9-3），脉沉细略迟缓，时有一止，止无定数。当时告知患者有心脏病，一定要抽空去医院检查，患者不相信，认为前段时间刚查过心电图无异常，也不愿意再去复查。

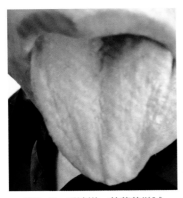

图9-3 舌淡嫩，苔薄黄微腻

初诊暂以葛根芩连汤加味7剂。复诊时，舌尖麻木明显好转，但余症未减。再次建议患者去做进一步的检查。三诊时，患者告知其在某医院检查结果是心脏腱索断裂，医院建议手术，但患者家庭经济困难，且内心消极悲观，不愿意接受治疗，笔者鼓励他用中药一试。但患者治疗两周后便自行放弃。

本案的结脉表明患有心脏相关病变，虽心电图无异常发现，但提示了需要进一步检查的必要。

2. 浮细而结

古代名家医案

罗汝声，年五十余，形瘦而黑，理疏而涩，忽病腹痛，午后愈甚。医曰：此气痛也。治以快气之药，痛亦加。又曰：午后血行阴分，加痛者血滞于阴也。煎以四物汤加乳、没服之，亦不减。诣居士（指汪机，编者注）诊之，脉浮细而结，或五七至一止，或十四五至一止。经论止脉渐退者生，渐进者死。今止脉频则反轻，疏则反重，与《脉经》实相矛盾。居士熟思少顷，曰：得之矣。止脉疏而痛甚者，以热动而脉速，频而反轻者，以热退而脉迟故耳，病属阴虚火动无疑。且察其病，起于劳欲。劳则伤心而火动，欲则伤肾而水亏。以人参、白芍补脾为君，熟地、归身滋肾为臣，黄柏、知母、麦冬清心为佐，山楂、陈皮行滞为使，人乳、童便或出或入，惟人参渐加至四钱或五钱，遇痛进之即愈。或曰：诸痛与瘦黑人及阴虚火动，参、芪并在所禁，今用之顾效，谓何？居士曰：药无常性，以血药引之则从血，以气药引之则从气，佐之以热则热，佐之以寒则寒，在人善用之耳。况人参不特补气，亦能补血。故曰血虚气弱，当从长沙而用人参是也。所谓诸痛不可用参、芪者，以暴病形实者言耳。罗君年逾五十，气血向虚矣，不用补法，气何由行，痛何由止？经曰壮者气行则愈是也。或者唯唯。（明·汪机《石山医案·附录》）

按：腹痛午后加重，前医以行气药治之无功，再以四物汤加乳香、没药活血也无效。汪氏诊得脉浮细而结，细为阴虚，浮为阴虚而阳浮，结脉为精血亏虚。再结合患者劳欲的病因，可知腹痛乃因气血虚弱，精血亏虚所致。因肾之阴精亏损，阴虚内燥而腹部筋脉失其濡养，且午后乃阳中之阴时，阴血主事，故午后症状加重。方以熟地黄、当归补肾精，黄柏、知母、麦冬滋阴清热，方证相应。但为何用人参、白芍？一因阴生阳长，阴阳相互为用，善补阴者，必于阳中求阴，故以人参补阳气以生阴精；二因先天肾虚者，可益后天而补先天，人参、白芍健脾之气阴，人参补脾之气，白芍合麦冬益脾之阴，再以山楂、陈皮行滞调胃，而后天脾胃健运，以资助先天阴精的生成。以上为治本之法，从芍药本身具备的缓急止痛之功来看，也有治标之法参入其中。

3. 脉结代

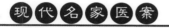

　　昔与章次公诊广益医院庖丁某。病下利，脉结代。次公疏炙甘草汤去麻仁方与之。当时郑璞容会计之戚陈某适在旁，见曰：此古方也，安能疗今病？次公怂与之争。仅服一剂，即利止脉和。盖病起已四十余日，庸工延误，遂至于此。此次设无次公之明眼，则病者所受苦痛，不知伊于胡底也。姜佐景又按：余用本方，无虑百数十次，未有不效者。其证以心动悸为主。若见脉结代，则其证为重，宜加重药量。否则，但觉头眩者为轻，投之更效。推其所以心动悸之理，血液不足故也，故其脉必细小异常。（民国·曹家达《经方实验录·炙甘草汤证其三》）

　　按：案中甘草汤当为炙甘草汤，"伤寒，脉结代，心动悸，炙甘草汤主之"，原用治伤寒后，心脏之气阴两虚，兼有外邪，见症为心悸，脉结代。本案病下利，但辨证宜分虚实，因脉结代，可知心之气血不得接续，即因下利日久后，伤及气血、阴液，殃及心脏，即便无心动悸，由脉象也可辨证为心。虽仍有下利，但下利为因，脉结代为果，病情已转入三阴，依仲景所论，表实里虚，当急以补虚，先宜炙甘草汤加麻仁双补心气心阴，待正气恢复后再图攻邪。本案用炙甘草汤一剂后，即利止脉和，可知正气恢复后邪气自却，故不需再服药。

第九章　脉律的变化

4. 脉结

胡本清甫，形肥色紫，年逾七十。忽病瞀昧，但其目系渐急，即合眼昏懵如瞌睡者，头面有所触皆不避，少顷而苏。问之，曰：不知也。一日或发二三次，医作风治，病加重。居士（指汪机，编者注）诊其脉，病发之时，脉皆结止，苏则脉如常，但浮虚耳，曰：此虚病也。盖病发而脉结者，血少气劣耳。苏则气血流通，心志皆得所养，故脉又如常也。遂以大补汤去桂，加麦冬、陈皮，补其气血而安。三子俱邑庠生，时欲应试而惧。居士曰：三年之内，保无恙也，越此，非予所知。果验。（明·汪机《石山医案·附录》）

按：本案因头昏、眼部拘挛（目系渐急），初按肝风治之而转剧（医作风治病转剧），可知以熄肝风，平肝阳之法加入了攻泻肝火之药，故不为实证而为虚证。汪氏诊其脉结而浮虚，故为心之气血虚弱，心神不得养所致，以十全大补汤去桂加麦冬、陈皮，此方双补气血，去肉桂是防止其燥烈之性引动肝风上扰，加麦冬一以增加滋阴之力，二以补益肺胃之阴，佐金平木，三以滋肾阴以补肝木之母资其化源，四以补益心阴，安定心神。加入陈皮，防诸补药滋腻阻碍气血流通。由本案可知，辨证为肝风仅为其果，应深入辨析风证之因，尚有气血虚损所致。

5. 脉代

患者，男，78岁。冠心病史10余年，后又发现脑动脉硬化，常发心绞痛及期前收缩（早搏）。心电图提示Ⅲ度房室传导阻滞，交界性心律。现心悸，心荡，心痛，胸闷，头痛，手抖指红，大便有时秘结，有时日行2次，胃纳差，唇紫，舌红绛，苔白腻，舌边有瘀点，脉弦结，证属心血瘀滞，寒凝营热互阻，脉行鼓动不畅，治拟活血温化与凉血散瘀同施，舒心络而通心脉，处方：丹参15g，全瓜蒌15g，薤白9g，檀香6g，川椒1.5g，赤芍9g，红花6g，川芎6g，当归9g，桃仁9g，生地黄15g。

上药连服 14 剂，心悸、心荡已平，心痛、胸闷缓解，头痛、手抖消失，脉弦有力，后予活血化瘀加入益气之品调理数月，心绞痛未复发，心律基本正常。(《当代名医临证精华·心悸怔忡专辑》)

　　按：脉弦结，弦为痛、为气滞、为寒凝，结为气血不得接续，二脉均提示心脏之气滞血瘀。临床表现中，胸闷与气滞有关，心痛、头痛、唇紫及舌边有瘀点与心血瘀阻有关。因气滞血瘀日久，常与寒凝和郁热，即血瘀日久会郁而化热，寒凝气滞会加重血瘀，故治疗当综合考虑：以活血凉血为主，兼用温阳行气、宽胸理气、通阳散结等法，以桃红四物汤加丹参活血化瘀，全瓜蒌、薤白宽胸理气、化痰散结，檀香、川椒温阳行气。

第三节　代脉

一、脉象

1. 定义

脉来时见一止，止有定数，良久方来。

2. 歌诀 (《濒湖脉学》)

【体状诗】

　　　　　动而中止不能还，复动因而作代看。
　　　　　病者得之犹可疗，平人却与寿相关。

【相类诗】

　　　　　数而时止名为促，缓止须将结脉呼。
　　　　　止不能回方是代，结生代死自殊途。

【主病诗】

　　　　　代脉元因脏气衰，腹痛泄痢下元亏。
　　　　　或为吐泻中宫病，女子怀胎三月分。
　　　　　五十不止身无病，数内有止皆知定。
　　　　　四十一止一脏绝，四年之后多亡命。
　　　　　三十一止即三年，二十一止二年应。

十动一止一年殂，更观气色兼形证。

两动一止三四日，三四动应六七。

五六一止七八朝，次第推之自无失。

3. 脉象示意

见图9-4。

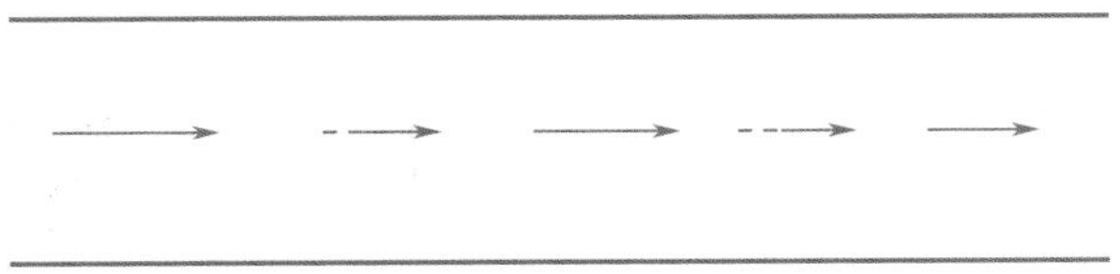

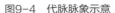

图9-4　代脉脉象示意

4. 诊法

本书所指的代脉，指脉率较正常为慢，且有规则的歇止，止后良久方来。

此外，关于代脉的脉象，历代有不同的描述，此处引述如下，供临床参考。

（1）乍数乍疏脉　《灵枢·根结》："五十动而不一代者，以为常也，以知五脏之期，予之短期者，乍数乍疏也。"这种代脉指的是更代的脉，即不同的脉象交替出现，如脉象乍疏乍数，乍强乍弱，乍动乍止。

（2）缓而歇止脉　《伤寒论》178条："脉来动而中止，不能自还，因而复动者，名曰代，阴也。"这种代脉指的是缓脉之中出现歇止，歇止后再次恢复脉动时，先有"小数"之脉，之后才能再恢复缓脉的脉象，即由缓至停，由停至小数，由小数至缓这样的交替脉。

（3）忽强忽弱之脉　《脉诀汇辨》曰："若脉平匀，而忽强忽弱者，乃形体之代"。

古人所描述的以上这三种情况是临床上真实可见的，如西医诊断为心房纤颤、多源性室性早搏等，脉象可见乍强乍弱、乍疏乍数的现象。

5. 分类

代脉据其歇止的频率，可分为五十一止、四十一止、三十一止、二十一止、十动一止等。这种分类法主要用于判断人之寿夭及病情危重程度。

6. 鉴别

代脉应与促脉、结脉相鉴别，具体参见促脉部分的内容。

7. 形成机理与诊断意义

（1）气血虚　气血虚弱之代脉，常常与心之气血虚相关，因心主血脉，出现歇止之脉必不离于心脏本身病变。因气血虚弱而血脉一时不能接续而出现代脉。心气虚、心血虚所致的代脉，多有左寸脉沉或两寸脉沉，心血虚所致者还可兼细脉。

（2）邪气阻滞　代脉虽然多为虚损脉象，但也可见于实邪阻滞，如寒凝、瘀血和痰浊之邪阻滞心脏，心气、心血或心阳温运不畅，可出现气血难以接续而见代脉。邪气所阻而致的代脉，亦多兼左寸脉沉，瘀血痰浊内阻的患者还可左寸脉旺或两寸脉旺。

寒邪常兼左寸脉紧或弦；痰浊常兼脉滑；瘀阻常兼脉涩。

（3）**气郁**　主要是指心包气郁，心气郁和肝气郁结。心包禀心之余气，故心气郁会致心包气郁，心包气郁也会致心气郁，二者互为因果，最终影响到脉之跳动，郁滞甚可出现气结而止，而表现为代脉。心包与肝为同名经的脏腑，均属厥阴，手厥阴心包和足厥阴肝二者气机相连，生理病理上均互相影响，如肝气郁而化火可致心包之神明失常，心包之气郁可致胸闷，继发引起肝气不畅之心情抑郁等症。肝之气郁甚者可致心包气郁不畅，从而出现代脉。肝气阻滞者，可兼见左关脉弦或涩。心包之气或心气不舒者，常兼寸脉沉；心包气郁属肝气郁结引起者，亦可兼弦脉。

（4）**久病脏气衰败**　脏气衰败者，常有肾气衰败、肝气衰败、脾气衰败等情形，不仅限于心气之衰败。因虚损病证严重时可出现五脏同衰，故应结合临床四诊资料而综合判断。

（5）**生理性代脉**　有两种情形：一是孕脉，孕三月而出现代脉，是因身体虚弱而气血不继出现的代脉；二是没有不适之感的代脉，即李时珍所说的"平人却与寿相关"，虽然不一定短寿，但反映了神气不足之脉（脉之有神无神，多从节律和力度上考察），影响到了生命的长度和质量。

最后讨论一下关于代脉断生死的问题。

《素问·平人气象论》："但代无胃，曰死"，提到了代脉与死证有关。要注意到"无胃"二字，形容脉象有无胃气之象，即不从容、不和缓之脉，此为无胃气之脉，故曰死。

如果未出现无胃气之象，就代脉本身而言，也不一定全是死证，如上所述，有些是生理性的，有些是气血大虚，有些是脏气衰败，有些是邪气阻滞，所以代脉主死证的结论也是不完全对的。

李时珍《濒湖脉诀》中有"四十一止一脏绝，四年之后多亡命；三十一止即三年；二十一止二年应；十动一止一年殂，更观气色兼形证"，脉跳四十中一止只能活四年，三十中一止只能活三年，这些断语，已为《脉诀汇辨》反驳："夫人岂有一脏既绝，尚活四年！"这是显而易见的道理。所以李时珍的后一句话更客观："更观气色兼形证"，还要结合气色形证，综合分析才能判断此时的代脉是否主死证。

所以对于李时珍的断死期的这句话，我们应有清醒的认识："两动一止三四日，三四动止应六七，五六一止七八朝，次第推之自无失。"但有一点是很正确的，即歇止更代越频繁，则病情愈严重，只是死期不可依此确定。

二、临床应用

患者，女，30岁。风湿性心脏病，二尖瓣狭窄与闭锁不全，心力衰竭，心源性肝硬化两年多。在某院住院治疗1年多，心力衰竭虽有所控制，但肝硬化腹水却始终未见好转。审其面色青紫暗，消瘦而皮肤干燥，神疲乏力，气短而不能平卧，腹胀大而青筋显露，下肢浮肿，舌质紫暗，舌苔白，指趾厥冷至肘膝，脉虚大数促紧代。审其所用之药，除西药之外，尚有真武汤、实脾饮、疏凿饮子、十枣汤加减先后配合应用。思之：脉虚大者，气血俱虚也，或促或代者，气血俱衰而又兼滞也，紧者，寒也。综合脉证，此乃气血大衰为本，气滞血瘀，水湿不化为标。为大补气血以治本，理气活血、燥湿利水以治标。处方：黄芪30g，人参10g，丹参30g，当归10g，黄精10g，生地黄10g，苍术18g，白术10g，青皮10g，陈皮10g，柴胡10g，三棱10g，莪术10g，薄荷4g，何首乌18g，鸡血藤15g，肉桂10g，防己20g。

服药2剂后，气短、腹胀等证好转，尿量增加；继服10剂后，腹水消失，下肢浮肿亦大部消退，食欲增加，并开始下地走动。去防己之苦寒，加茯苓之甘淡利水，服药30剂，以上症状大部消失。（李士懋《相濡医集》）

按：从四诊可知本案肝硬化腹水具有气短神疲之气虚，也有面青紫暗、舌紫之血瘀，还有指趾厥冷之血虚，腹水显然为水饮停蓄证，故用补气血、利水饮、化瘀血之剂可取效。但前医已用过真武汤、实脾饮、疏凿饮子、十枣汤等方，为何不效？疏凿饮子、十枣汤均为攻逐水饮之峻剂，有伤正气之害，运用确属不当，真武汤、实脾饮为温脾补肾、利水除湿之剂，看似主治方向不错而仍然无效，则需要结合脉诊仔细分析。

本案当中脉虚大数促紧代，虚大为气血大虚，数促代为气滞血瘀，紧为寒凝。故应大补气血兼以行气活血利水治之。前方之真武汤和实脾饮以温补脾肾利水饮为主，缺乏行气活血利水之剂，所以效果不佳。

李老以黄芪、人参、当归、生地黄、何首乌补气血，以丹参、鸡血藤、三棱、莪术补血化瘀，以苍术、白术、防己利水除湿，以青皮、陈皮、柴胡等行气通滞，以生地黄、黄精、何首乌滋阴益肾，肉桂温补肾阳，薄荷疏肝理气，宣畅肺气以利水湿下行。

本案诊治思路对我们临床具有启发之处。

（1）水饮停蓄证虽多属阳虚寒饮，但也应注意阴血虚亏的一面，因废水为真水所化，真水不足废水才得以产生。而生地黄、熟地黄、当归、黄精等这些滋阴之剂对于水肿病也大有益处，特别对于久治无效的肝硬化腹水，我们可以考虑大剂量运用熟地黄、生地黄、龟甲等滋补肾阴之剂，配合温补肾阳之人参、肉桂，才可以阴生阳长，扶正以利水。

（2）少用发表之剂，有利于水饮的疏通，本案中运用薄荷、柴胡二药，不仅是发汗解表，也是疏泄肝胆气机，解表药可以起到提壶揭盖的作用，即宣上以畅下，宣肺以利于通调水道，其他如桔梗、紫苏叶、炙麻黄、防风、杏仁等均可起到宣肺解表而利尿的作用，此时不取其发汗之功，是因气血两虚，发汗过度则伤阴耗液，故用少量则避免其副作用，又借其宣畅之力发挥效用。薄荷与柴胡疏肝理气之功，则可疏理三焦之气机，气行则水行。此法在治疗水气病中常用，如鸡鸣散方中用槟榔、吴茱萸、桔梗、紫苏梗、陈皮、木瓜等既有发表宣通利水之功，也有行气利水之效，故其用于治疗脚气浮肿效果极佳。

对于初起或轻度肝硬化腹水，临床常用茯苓导水汤治之，若重度或反复发作之肝腹水，临床可借鉴本法治之。临床结代脉常互称，案例可参考结脉。

第十章 脉势的变化

第一节 牢脉

一、脉象

1.定义

沉按实大弦长，坚牢不移。

2.歌诀（《濒湖脉学》）

【体状相类诗】

弦长实大脉牢坚，牢位常居沉伏间。

革脉芤弦自浮起，革虚牢实要详看。

【主病诗】

寒则牢坚里有余，腹心寒痛木乘脾。

疝癥瘕癖何愁也，失血阴虚却忌之。

3.脉象示意

见图 10-1。

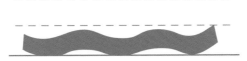

图10-1 牢脉脉象示意

4.诊法

牢脉其形沉而弦实，按之有力，也有略大和略长之象，此长象可为端直以长之长象，即为弦象的端直之义，也可能为长短的长，可以有向前后延伸之长。牢脉在浮取和中取时脉搏力度不大，但在沉取时则弦实有力，有坚挺搏指之充实感。

5.鉴别

（1）牢脉与伏脉相鉴别 二脉均脉位深沉，但伏脉脉位更深，伏脉居于筋骨之内，牢脉位于筋骨上，可相对较浅，也可与伏脉接近，但较伏脉指下更明显。伏脉是"推筋按骨始得"，牢脉是在沉按就很清楚地感受到。牢脉有实大弦长，而伏脉可以不大不长，紧缩于筋骨之内。

（2）**牢脉与革脉相鉴别**　二脉虽均有坚实之感，但一浮一沉迥然有别。二者在脉搏虚实上有明显区别：革脉浮取坚实，而中下空虚；牢脉重按坚实，而浮取、中取无力。

6. 形成机理与诊断意义

（1）**阴寒凝结**　牢脉为实脉的一种，其病机多为实证，主要见于邪盛的病证，临床常见阴寒凝结于内，因寒主收引凝滞，可阻碍气机，凝结气血，则在脉象上表现为沉弦实大的牢脉；阴寒内盛，脉管拘急，致脉弦实大而搏指。

（2）**血瘀、顽痰阻滞气机**　血瘀与顽痰的形成均与寒凝有关，寒凝可致脉弦，也可致脉沉。

因寒凝阻闭于内，若凝滞气血则瘀血停滞，若凝滞津液则致顽痰停聚，血瘀与顽痰重者，均可阻滞气机而出现脉沉。气滞甚者则脉管拘急而弦、实、大。

因血瘀导致的牢脉可兼有涩脉。因顽痰导致的牢脉可兼有滑脉。

（3）**疝气癥瘕**　牢脉可见于寒凝血瘀痰聚之包块，如少腹部包块，消化系统的肿瘤也可见到。肿块若在下焦部位，一般可从尺部脉位判断出来，如肿块处于左下腹部，则见左尺脉沉弦实大长。

（4）**肝气结于内**　李时珍在牢脉的主病诗中说"腹心寒痛木乘脾"，说明牢脉主心腹痛，此为不通则痛，是指肝气闭塞或结滞而克侮脾土所致。扁鹊说"牢而长者肝也"，《脉经》中说"关脉牢，脾胃气塞"，都说明肝气结滞横逆犯脾可引起疼痛症状，此时的疼痛部位主要在胸腹，但也可以在四肢。因肢体之筋肉分属于肝脾，故肝脾不和也可引起四肢疼痛。

（5）**阴血大亏**　如李时珍《濒湖脉学》所说"失血阴虚却忌之"，说明此脉在极虚之时也可见，此时为危证，当按之坚牢如弹石，无柔和之象，所以多属胃气衰败和肾气虚败的表现。正气衰败，与失血伤阴有关系，因阴血不足，不能濡润脉管，显示出弦硬之象，此时与阴枯类似，但同时因脉大，故又为阴虚而邪气亢盛，正虚邪盛，病情危重。

二、临床应用

1. 两尺沉且坚

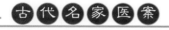

大宗伯董玄宰少妾，吐血咳嗽，蒸热烦心，先服清火，继而补中。药饵杂投，竟无少效，而后乞治于余。余曰：两尺沉且坚，小腹按之即痛，此有下焦瘀血，当峻剂行之。若平和之剂，血不得行也。以四物

汤加郁金、穿山甲、䗪虫、大黄，武火煎服，一剂而黑血下二碗，而痛犹未去，更与一服，又下三四碗而痛止。遂用十全大补丸，四斤而愈。（明·李中梓《李中梓医学全书·里中医案》）

按：本案先以症辨证而失误，后平脉辨证才抓住本质。从临床表现看，提示病机有气火上逆迫血上冲于肺胃，也有久病导致的脾胃气血两虚，但据此治疗却无效，说明未能全面深入理解本病的病因病机。

从脉诊来看，两尺沉坚，提示下焦有坚牢不移之物，遂按其小腹，出现固定不移之痛者，则考虑下焦有瘀久之干血结聚。《金匮要略·血痹虚劳病脉证并治》："五劳虚极赢瘦，腹满不能饮食，食伤、忧伤、饮伤、房室伤、饥伤、劳伤、经络营卫气伤，内有干血，肌肤甲错，两目黯黑，缓中补虚，大黄䗪虫丸主之"，提出了干血所致之虚劳病，后世医家对此病机进行了进一步阐发：妇科之"干血痨"是虚火久蒸，而致干血内结，经闭不行等虚损病症。虽然本案患者并未表现为闭经赢瘦之状，但已见其久病虚弱之征兆，故可将干血作为重点考虑的因素。

干血郁阻于内，气血不通，郁而化热，可致内火蒸腾向上，故出现吐血之症，日久则消耗气血，造成虚劳病。此时当以破血消癥为主，佐以清热降火。选用药物当"峻剂行之，若平和之剂，血不得行也"，以四物汤加入虫类药破血消癥，并以大黄攻逐瘀血，待血下痛止后，再以十全大补丸调补其虚损。

2.六脉俱濡而气口独牢

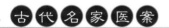

常镇道张大羹子，舍有腹疾，余曰：六脉俱濡，气口独牢，乃中气太虚而有坚积也。因怠不食者，以攻积太过也。虽用补中汤，只可延时日耳，果月余毙。（明·李中梓《李中梓医学全书·里中医案》）

按：本案之人迎气口脉法，为王叔和所创，沿袭后世医家运用较少，从本案可知其具有较强的实用性。

左关前一分为人迎，右关前一分为气口（也称寸口），人迎候外邪，气口候脾胃。六脉俱濡即软弱无力，说明全身气血大亏；气口独牢说明脾胃中有坚积之邪。此时正虚邪实，攻补两难措手，故病重难以挽回。

第二节　伏脉

一、脉象

1. 定义
重手推筋按骨始得，甚则伏而不见。其脉位较沉脉更深。

2. 歌诀（《濒湖脉学》）
【体状诗】

　　伏脉推筋着骨寻，指间裁动隐然深。

　　伤寒欲汗阳将解，厥逆脐疼证属阴。

【相类诗】

见沉脉。

【主病诗】

　　伏为霍乱吐频频，腹痛多缘宿食停。

　　蓄饮老痰成积聚，散寒温里莫因循。

　　食郁胸中双寸伏，欲吐不吐常兀兀。

　　当关腹痛困沉沉，关后疝疼还破腹。

3. 脉象示意
见图10-2。

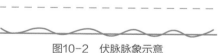

图10-2　伏脉脉象示意

4. 诊法
　　伏脉强调推筋按骨始得，实际上是指沉脉之中极其深沉的脉。具体说，伏脉浮取没有，中取没有，沉取只有一点而不明显，还要在沉取基础上再加力于推筋着骨之时，才能明显感觉到脉搏的跳动。手指下的感觉就是已经重按至骨头了才感觉到脉搏跳动。在浮中沉取之中相比较，只有按至着骨的地步脉搏跳动最明显者才为伏脉。

5. 鉴别
　　伏脉与牢脉相鉴别。牢脉的特征是沉按实大弦长，与伏脉均为沉脉的一种，但伏脉沉按之不明显，需要再推按到骨头上才明显；牢脉沉按下去很明显，而且粗大紧张。

6. 形成机理与诊断意义

绝大多数情况下都是闭证。由于邪气郁闭，正气被压制于体内，正邪相争也在里面郁闭，所以脉象沉伏不易见到。

（1）寒实郁闭 实寒之邪郁闭于体内，气血凝泣，气机郁闭，不能外达而脉伏，此时之伏脉必兼弦紧拘急之象。临床可见身冷、剧痛等症。

（2）实热郁闭 火热亢极而深伏于里时，气机也可闭塞于内，气血不得外达，故脉伏。此时沉按之可有奔冲急躁之象，且有越用力越急躁之感。夏月中暑时也可见伏脉，即为火热郁闭于内的征象。此时的伏脉可兼有疾数脉。

（3）战汗之前的脉伏 战汗是正邪斗争的一种表现，战汗之前，正气为邪气闭阻，正邪双方均深藏于内，可出现脉伏，此为阳郁不达之象。

（4）风痰内闭 痰湿内闭往往跟风结合在一起，此时气机逆乱，之后再出现气闭而脉伏，气闭得散之后，风象又可显露。

（5）心包郁闭 即神志昏迷。心包之气畅达则神志清明，在经络上手厥阴心包经与手少阳三焦经相连，而足少阳胆经与手少阳三焦之经相连，续接足厥阴肝经，故心包之气与肝气、胆气、三焦之气均相通。

因肝胆气郁导致心包郁闭而昏迷者，多以针灸开窍醒脑法急救患者后，再从肝胆着手治疗。因三焦之气郁闭而致心包郁闭者，多为实热证导致的神志昏迷，可用安宫牛黄丸、至宝丹等药急救，其中有麝香、菖蒲等芳香开窍药，以宣畅心包气机。

（6）中风闭证 中风闭证时，其血管常有痉挛，脉管沉伏于内可见到伏脉。此时要分是寒闭还是热闭、还是风痰内闭。

① 寒闭：常兼有脉沉伏而紧，可用麻黄附子细辛汤、小续命汤等。

② 热闭：常兼有脉沉伏而躁数疾，可用安宫牛黄丸、至宝丹或神犀丹等。

③ 风痰内闭：可兼有指下弦紧之象，并鼓指有力，甚至兼有滑象，即为风痰内闭，此时可用苏合香丸开其痰闭或湿浊之闭，风痰内闭急救时，还可用西牛黄急救，或者人工牛黄大剂量也可，麝香、竹沥、生姜汁来灌服。此外还有外风引动内风的闭证，可用小续命汤或牵正散加细辛等药。

（7）食积、瘀血及其他邪气闭阻均可见伏脉 机理同前。

（8）极少数伏脉等同于微脉 因阳气虚甚不得温煦，此时可见沉伏无力，实际上等同于微脉，当视同微脉的病因病机处理。

二、临床应用

古代名家医案

徐中宇之妇，汗出如雨，昏昏聩聩，两手无所着落，胸要人足踹之不少放，少放即昏聩益甚，气促不能以息，稍近风则呕恶晕厥。与九龙镇心丹一丸，服下即稍定，少间则又发，始知胸喉中有物作梗而痛，汤水难入，即药仅能吞一口，多则弗能咽下。乃以苏合香丸与之，晕厥寻止，心痛始萌，昨日六脉俱伏，今早六部俱见，惟左寸短涩，知其痛为瘀血也。用玄胡索、桃仁、丹皮、丹参、青皮、当归、香附。其夜仍晕厥一次，由其痛极而然。再与玄胡、牡丹皮、桃仁、丹参、香附、青皮、乌梅、人参、贝母、桂枝、赤芍，服此痛减大半。乃自云心虚，有热，头眩，加山栀仁。居常多梦交之症，近更甚，以其心虚故也。人参、石斛、丹参、贝母、当归、白芍、酸枣仁、酒连、香附，调理全安。（明·孙一奎《孙文恒医案·卷二》）

按：本案诚为怪病，若据症辨证，多有疑难处。如汗出如雨、昏聩似为热证，气促不能以息似为气滞证，稍近风则呕恶晕厥似乎为虚证。一时之间没有头绪。医者用药也无定见，先与九龙镇心丹，再以苏合香丸，均无良效。直至以脉定证，该病之病机方明。

六脉沉伏，伏脉多为邪闭，即为实证而非虚证。到底为何种邪气？可以为气滞、血瘀、痰湿、宿食、寒凝等，观四诊之中，有气息喘促，可以肯定有气滞之邪闭阻，那么头脑昏聩不清即与此也有关系。气行则津行，气滞则津停，津停可化为痰饮水湿，本案中有无相关的邪气呢？观案中有呕恶之症，可知常因胃中有湿浊之邪阻滞气机，胃气上逆则致呕吐。因此也可理解头昏与痰湿有关。那么除此之外，还有没有其他邪气呢？我们从患者"胸要人足踹之"方舒一症可知，这是瘀血证的典型表现。为何如此说呢？《金匮要略·五脏风寒积聚病》第7条说："肝着，其人常欲蹈其胸上，先未苦时，但欲饮热，旋复花汤主之"，此条本来讲的是肝着之病，即肝经气滞血瘀于胸胁部，其人常欲蹈其胸上者，谓其胸中满闷不适，原条文说欲饮热，是因为得病之初尚未化热，但欲饮热而温散瘀血。本案中有胸部不适之症，确乎属于胸胁部的瘀血。后文中的左寸短涩更可证明为心血瘀阻。因肝主疏泄气机而藏血，肝失左升则肺失右降，肝血瘀阻稍久则可致心肺亦瘀。本案中患者尚有胸喉中如有物梗，是痰气交阻的表现，兼有疼痛是瘀血的表现，两症并见说明这正是气滞血瘀的表现。所以昏聩一症，与气滞、痰湿、血瘀均有关系。除了气滞血瘀及痰湿这些实邪的因素以外，我们还应当再细致分析有没有虚的因素。患者大汗不止，这说明很可能有汗出而营卫虚。为何会汗出？可能与气郁化热有关，热蒸津液外泄，则实中夹虚。此为何种虚？仍从脉象中体会，脉伏一方面是邪阻气机，另一方面其脉势弱，说明阳气亦有所虚损。患者还有近风则呕恶一症，说明体表卫气虚弱，不任风邪，风邪乘虚而犯表，表之营卫不通，则影响到里之胃气不和故呕，当然胃中亦有少许痰湿阻碍气机，内外之邪相攻也会导致呕吐。

2. 脉伏

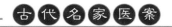

　　　全本然伤寒旬日，邪入于阳明，俚医以津液外出，脉虚自汗，进真武汤实之，遂至神昏如熟睡。其家邀元膺问死期。切其脉皆伏不见，而肌热灼指。告其家曰："此必荣热致斑而脉伏，非阳病见阴脉比也，见斑则应候，否则蓄血耳。"乃视其隐处及小腹，果见赤斑，脐下石坚，且痛拒按。为进化斑汤，半剂即斑消脉出，复用韩氏生地黄汤逐其血，是夕下黑血，后三日，腹又痛，遂用桃仁承气汤以攻之，所下如前。乃愈。

（清・俞震《古今医案按・卷一》）

　　按：患者自汗而脉虚力弱，所以俚医认为是因为津液外出而脉虚自汗，误以为脉虚自汗即为阳虚而不固摄津液，故用真武汤补之，结果导致患者神志昏迷。造成这种误治的原因有两个诊断错误。其一，是诊察疾病时观察不仔细，有先入为主的主观看法，见到自汗便认为是阳气虚弱，殊不知自汗也是阳明病的常见表现，即里有邪热自汗。医者应询问患者对寒热的喜恶，如自汗而恶热，喜冷或喜凉饮，多为热证，但医者不察。其二，有可能对脉诊诊察不细。脉象似弱，其实按之未能推筋按骨，仔细推寻，若能在筋上体会出脉来，即是伏脉，且按之肌热灼指，这是里有实热的明证。实热郁闭于内，必迫血妄行，所以应该可以预测到皮肤斑疹之症。化斑汤可以气血两清，以石膏清气分热，以犀角凉血热。半剂后斑消脉出，说明辨证准确。

　　当然伏脉在临床上有时也很难与弱脉鉴别，此时一是需要医生的基本功扎实，二是需要四诊合参，本案误诊的经验教训对我们有很大的启示意义。

3.脉左沉伏，右虚缓

古代名家医案

陈春湖令郎子庄，体素弱，季秋患腹痛自汗，肢冷息微，咸谓元虚欲脱。孟英诊之，脉虽沉伏难寻，而苔色黄腻，口干溺赤，当从证也。与连、朴、楝、栀、元胡、蚕沙、醒头草等药而康。次年患感，复误死于补。（清·王孟英《王孟英医学全书·王氏医案续编》）

按：体质素弱而脉多弱细，现腹痛自汗，肢冷息微，似为气虚欲脱之证。但脉沉伏难寻，则不可断为气虚欲脱。因气虚外脱之脉，多为浮散无根，现沉伏于内，多与邪气内伏有关。

其患病时间为季秋，多有湿热邪气，且其苔色黄腻，加之口干溺赤，湿热证颇为显露。故分析其之所以腹痛自汗、肢冷息微等症为湿热邪气阻闭于内，阳气不畅达于四肢及腹部，虽有自汗，必非全身大汗淋漓，多为局部汗出。

故治疗应急则治标，以清利湿热、行气止痛为治，方以黄连、厚朴、蚕沙、栀子等清热利湿，延胡索、川楝子行气止痛。药后症除，但体质尚虚，易于外感，其后当扶正祛邪，攻补兼施。

4.六脉沉伏

古代名家医案

一人身热至六七日，医用地黄汤，遂致身体强硬，六脉沉伏，目定口呆，气喘不能吸入。周慎斋曰："此能呼不能吸，病在中焦实也，中焦实，脾不运耳。"方用远志、白茯神各一钱，附子四分，去白广皮四钱，磁石、紫苏梗各一钱五分，沉香二分。一帖身和，六帖而安。盖脾者为胃行其津液者也，脾不运则胃阳不行于肌肉，肌肉无阳，所以强耳，醒其脾则胃阳通而身和矣。（清·俞震《古今医案按·卷三》）

按：本案之六脉沉伏，为虚实兼见之症，伏脉主邪气郁闭于内，本案有因用发热而误用地黄汤导致的身强，因地黄滋腻难化，有碍脾胃运化，且发热者多有外邪郁于表之营卫，内外之气均不畅，营气源于中焦脾胃化生的水谷精微，脾胃不和则营气无以外达于肌肉，故身体强硬为脾不主肌肉的现象。阳气郁闭于中焦，阻隔上下之气，故六脉均沉伏。

脾不升清，则肝亦不升，肝气滞则目定，脾气滞则口呆；胃气不降，则肺气亦不降，故气喘。故应宣通脾胃之滞气，则诸症自解。脾胃为何不通？脾主运化水湿，脾虚则痰湿内生，痰湿内蓄也能阻滞脾气，所以温通脾胃常用温阳化气和行气化湿配伍。

但本案也有肾虚的一面，医者用地黄汤治疗，正是因为察其有肾虚的临床表现才应用本方。从当前误治后的表现来看，患者服用地黄汤后导致气喘而不能吸气；《难经》有言："呼出心与肺，吸入肾与肝"，也从临床上说明了肾气虚的一个表现特点。只是未辨明到底是肾阴虚还是肾阳虚。与吸气有关者，多为阳气无力吸入，所以多为肾阳虚。六脉沉伏为阳气郁闭于三焦，三焦之气之所以不通，在于中焦之气有痰气阻隔，导致上下之气不通，所以本案重在温通脾胃阳气，但是，本案还存在着肾气虚摄纳无权的现象，所以应当在温通脾胃的基础上，再考虑温纳肾气，潜降肾之冲气。

综合上述，治疗原则应为温通脾胃阳气兼以化痰湿，温补肾之阳气兼以纳肾气。方中用附子温脾肾之阳气，陈皮、紫苏梗温通脾胃之气，紫苏梗兼能宣降肺气，且此二药与远志、茯神相伍，能化痰湿，安神定志；磁石、沉香摄纳肾气以平喘逆。诸药共用，使脾胃气机恢复升降之功，脾升则肝升，胃降则肺降，周身气机畅通无阻，故身体强硬之症得以迅速康复。

第三节　动脉

一、脉象

1. 定义
脉形如豆，滑数而短，厥厥动摇，关部尤显。

2. 歌诀（《濒湖脉学》）

【体状诗】

> 动脉摇摇数在关，无头无尾豆形团。
> 其原本是阴阳搏，虚者摇兮胜者安。

【主病诗】

> 动脉专司痛与惊，汗因阳动热因阴。
> 或为泄痢拘挛病，男子亡精女子崩。

3.脉象示意

见图 10-3。

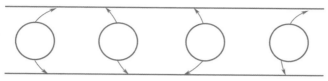

图10-3　动脉脉象示意

4.诊法

动脉多在关脉，但临床也有可见在寸或者尺的，关键在于其脉如豆，滑数躁动，这是气血壅盛造成的。

5.分类

若按寸关尺三关划分，有寸动、关动、尺动之分。

6.鉴别

动脉与浮旺脉相鉴别。浮旺脉，是脉较为充实，从里到外均有脉，轻按之亦有，即浮而有力，按之也有力，略有鼓指之感。浮旺脉与动脉都是充实、鼓动、有滑数之感，但动仅限于三关之某一关，尤其多见于关部，无头无尾，浮旺脉则三关俱有，首尾俱有。

7.形成机理与诊断意义

（1）**正邪相搏**　邪气与正气搏结而呈现动脉。邪阻经脉，气血奋与搏击，则导致脉动。邪阻气血可出现滑脉、弦脉、紧脉，也可出现动脉、沉脉、涩脉、迟脉、伏脉等，前三脉为气血受阻程度相对较轻，后四脉受阻程度相对较重。

（2）**气机散乱**　七情致病中，惊则气乱，气乱则脉动。其形成与心情紧张不宁有关。此时之脉动在左关为显，与肝胆气机紊乱相关。

（3）**阴阳相搏**　即在《濒湖脉学》中提到的阴阳搏。可分为阴虚阳搏和阳亢搏阴，前者为虚，后者为实。临床上多见实证，或者虚实并见。

二、临床应用

关脉动

【作者医案】

患者，男，28 岁。2019 年 4 月 21 日诊。患遗精病已三年，基本每周三次。形体消瘦，面色淡白无华，眼神忧郁，睡眠不安，饮食较少。因本病而造成性格内向，不敢结交朋友。自诉用中药治疗三年，时效时不效。查看前医所用的方药，有补肾收敛固涩的，也有健脾养心安神的。舌淡红，苔薄白（图10-4），脉浮弦缓，按之无力，尺脉尤甚，但关脉有明显颗粒状物动摇不定之感，此即动脉，为长期惊恐不安所致，辨证为心肾阳虚，精关不固。处方桂甘龙牡汤：桂枝15g，炙甘草10g，煅龙骨30g，煅牡蛎30g，浮小麦30g，7剂。

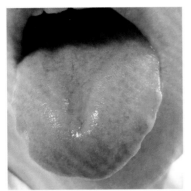

图10-4　舌淡红，苔薄白

服药期间本周未出现遗精，二诊时以二加龙牡汤治疗：桂枝15g，炒白芍15g，生姜三片，大枣20g，炙甘草10g，煅龙骨30g，煅牡蛎30g，白薇10g，制黑附片10g，14剂。服药两周期间遗精仅有一次。三诊时以上方制丸剂调理。

第十一章 脉象的紧张度

第一节 弦脉

一、脉象

1. 定义

端直而长，如按琴弦，脉势较强而硬。

2. 歌诀（《濒湖脉学》）

【体状诗】

> 弦脉迢迢端直长，肝经木旺土应伤。
> 怒气满胸常欲叫，翳蒙瞳子泪淋浪。

【相类诗】

> 弦来端直似丝弦，紧则如绳左右弹。
> 紧言其力弦言象，牢脉弦长沉伏间。

【主病诗】

> 弦应东方肝胆经，饮痰寒热疟缠身。
> 浮沉迟数须分别，大小单双有重轻。
> 寸弦头痛膈多痰，寒热癥瘕察左关。
> 关右胃寒心腹痛，尺中阴疝脚拘挛。

3. 脉象示意

见图 11-1。

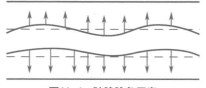

图11-1 弦脉脉象示意

4. 诊法

弦脉的指下有如按绷直琴弦的感觉，此脉强调的是脉管紧张度较高，有上下起伏之间绷紧感。三指按下，可感知寸关尺三部脉均连成一线。

177

根据其紧张的程度，可分成四类：脉弦，即标准的本脉；脉偏弦，比标准的弦脉的紧张程度要低点；脉略弦，弦的程度比偏弦脉又要低点；脉微微弦，脉象微微有点儿绷直紧张的感觉。

6.鉴别

（1）弦脉与紧脉相鉴别　紧脉也有紧张感，按之也有绷直的感觉，但紧脉的特点主要是左右弹指，即脉的两边的绷急感，它也可以伴随有弦脉的纵向紧张而端直的感觉，但左右弹还是最主要的。弦脉没有紧脉的左右弹的感觉。弦脉重点强调指下挺然端直之感，有时也可以不够紧张，所以临床上还有弦而弱的描述，如肝阳气虚出现弦而软的脉象。紧脉必定是紧张之感很强的。

（2）弦脉与牢脉相鉴别　牢脉是复合脉，其脉为沉实大弦长，也就是强调脉位很深沉，而弦脉不强调脉位，在浮中沉均可出现。牢脉强调实大有力，脉的长度更长。弦脉的力度不限，粗度不限，长度适中，只是强调脉管的紧张度，指下感觉是三部脉连成一线的，前人形容为"挺然指下"即是这种感觉。

7.形成机理与诊断意义

（1）肝胆气郁　肝胆在五行属木，木曰曲直，即是指有刚直、舒展、柔和的综合特性。弦脉之象即是挺然于指下，具刚直和舒展之象，生理情况下弦脉兼具柔和舒缓的特点，病理情况下缺少柔和之性，所以正常人属木形人者，其脉偏弦，平人春季脉略偏弦，均有柔和之象，而病理情况下则较为刚硬。

病理性弦脉，多与肝胆气机郁结有关。人体在情绪紧张时，肌肉即处于紧张状态，头面肌肉、胸腹背部的肌肉也会紧张，血管平滑肌也可以紧张，反映到指下即为血管壁紧张，可呈绷急的状态，即为弦脉。此现象在中医来看即为肝胆气机问题，肝胆主气机的疏泄条达，无形之气郁结，则呈紧张状态，故出现弦脉。此为临床上最常见的现象。

除了情绪问题，其他邪气阻滞肝胆也会导致肝胆气郁。如瘀血阻滞、寒邪阻滞等均可致其气机逆乱而呈现弦脉。但要注意临床上的兼症，需要四诊合参。

由肝胆气机郁结导致的弦脉多为有力脉，如果因为脾胃虚弱，生化不足，肝木失于饮食精华的濡养而有肝气虚或肝血虚时，其脉象会有兼夹，如肝气虚时为脉弦而无力，肝血虚时为脉弦细而无力。若因肾阳虚不能温煦导致肝寒者，可为脉弦而沉紧，重按之无力；若因肾水亏而肝木失于濡养者，脉可弦细而数，或出现本虚标实之弦大而劲的脉象。

（2）肝风内动　内风与内在的肝脏相关，与外风不同。外风是指风邪袭于人体肌表，出现恶风或起风疹瘙痒等症状。肝风即为内风，出现弦脉多为肝风劲急的状态。

如果一个人肝的阳气旺盛，脾气急躁，心情浮躁，身心常处于紧张状态，平时未生病时也易出现弦脉，这种类型的人容易出现肝风的病变，如表现为眩晕耳鸣、手足麻木等症。这种肝风内动由肝阳化风所致。

肝风内动的原因除了肝的阳气旺以外，还可能是肝阴亏虚造成的，病久者多及于肾，故肝阴亏虚也可加重为肝肾阴亏，此时更易出现阳亢无制而化风，厥阳独行，故脉见弦劲而急迫。

注意脉弦到达劲急的程度时，表明风动很严重，即有可能出现危象，如大出血、呕吐昏迷、中风偏瘫等现象，应提前预防。因其脉象为厥阳上浮的表现，故应及时注意敛其上亢的阳气，以免造成突发的急症而救治不及。同时要注意平息肝风和滋补肝肾之阴，病重者也可有肝肾阴损及阳，兼有阳虚的证候，需要阴阳兼顾。

（3）痰饮内阻气机　痰邪是黏冻状病理性产物。饮邪与水邪相类，是停于膜腔内的水邪，故称之为饮。痰饮邪气均为病理的水液代谢产物，可以互化，可以并存，可以互为因果。痰饮阻滞气机，气机不畅故为弦脉。虽然这是一个间接过程，即痰饮—气机—弦脉，但脉书上常常直接写成了痰饮—弦脉。

痰饮产生的来源不同，有的是由肺脾肾之功能失调而产生，也有的是直接由三焦之膲膜病变而产生，无论痰饮源自何处，最终都因其阻滞了三焦和肝胆之气而生弦脉。对于三焦与肝胆之间的内在关系，宜深入理解并加以运用，在生理上：肝胆内藏相火，相火又游行于三焦，敷布于周身膲膜；肝主筋，三焦主膲膜，筋与膜之间直接相连；肝胆经络相连，胆经与三焦经相连，这使得肝胆与三焦形成一个有机联系的整体。故二者之气是相通的，病理上常相互影响。临床上，疏理三焦气机与疏泄肝胆气机的方药常常相同，如常用的大小柴胡汤方即是例证。方中生姜、半夏为温化痰饮之药，柴胡为疏理气机之药。

（4）疟邪阻滞气机　疟邪入侵人体，潜伏于膲膜膜原，或伏于膈膜之下，可致寒热往来，在膈膜之下时可阻隔上下表里之气，阳郁不能温煦于表则寒冷，阳郁而伸则发热，所以出现寒交替发作现象，此时气机被邪气阻结，郁闭于内，可出现弦脉。

（5）寒邪或湿浊闭阻气机　临床上见弦脉与紧脉相兼出现时，多为寒邪所致。因寒邪收引，可致脉管紧张，气机也易闭阻，寒之收引的紧张常有拘急之象，所以脉象呈紧而拘急之感，气机闭阻又可呈弦象，故脉象有弦紧拘急之象。临床上多伴有疼痛症状，因寒凝气机，不通则痛，如腹痛、胁痛、寒疝疼痛等。

湿邪或痰湿均可致脉弦，一是湿兼寒者为寒湿，寒湿和寒痰都有收敛聚焦的特性，更易凝滞气机，可出现弦脉；二是不兼寒之痰湿，本身即为阴邪，也可凝聚而阻滞气机，引起弦脉。应该说前者弦脉更加有力，常兼有紧象，后者弦脉可兼有一点滑象，与痰湿有关。

（6）弦脉之程度可见正邪虚实的程度　清代著名医家张璐云："属邪盛而见弦者，十常二三，属正虚而见弦者，十常六七……但以弦多弦少，以证胃气之强弱；弦实弦虚，以证邪气之虚实。"说明临床上弦脉多与脾胃气虚，运化不及有关。临床应根据弦之程度来判断虚实关系。

弦而有力者，多为实证。若浮弦有力，多为邪束于表，邪正相搏于外而浮，邪束经脉而为弦。若浮弦旺，说明体内有伏热，多为温病中伏热外达于少阳，里热外淫而脉浮；邪气外达于少阳，枢机不利而脉弦。若脉沉弦有力，多为邪气内阻，气血不得外达则为沉，经脉不畅则脉弦。若脉迟弦有力，可为寒邪凝滞气血而脉管拘急不利。若脉弦数有力者为邪热阻滞，数为热，弦为热邪阻滞不畅之象。弦大有力者，多为肝气上逆或肝阴虚阳亢，也可为脾肾阳气不足而冲气上犯。脉弦而小按之有力者，多为气郁或邪阻，气机不畅，气血不得外达而弦小。

弦而无力者，多为虚证。若浮弦而无力，即为阳气虚弱而浮越于外，阳气无力温运则经脉敛束而见弦脉，阳气虚弱故按之无力。若脉沉弦无力者，多为中气虚弱，或阳运不足，无力推动气血而脉沉，经脉失于温养，则致脉象拘敛而弦。若脉迟弦无力者，则多为肾之阳气虚弱，不能温煦鼓荡而脉迟，经脉拘敛则脉弦。若脉弦数无力者，可为阴阳气血虚，如阴血虚者多细数无力，如阳气虚者多浮虚而数。脉弦大而沉取无力为阳气外浮。

（7）三关脉弦的临床意义 寸弦多为上焦气机受阻，可为肝气上逆于头，上扰清空可头痛眩晕，也可为中焦脾胃气虚而清阳不升，经脉拘束而头晕头痛，此时应结合关脉之虚来综合判断。若因胸膈属上焦，胸膈多痰饮，阻滞气机，也可使阳运不及而寸弦有力。

关弦多为中焦气机受阻。若左关弦，可为邪入少阳，枢机不利而寒热；或肝气虚，阴阳胜复，也可见寒热往来；若气血夹痰阻于中焦形成癥瘕积聚，阻滞气机，阳运不及，也可见脉弦。若右关弦，为木踞土位，即木乘土。可有两种情况：一是实证，弦而有力者，为肝气横逆，克侮脾土；二是虚证，弦而无力者，为土虚木乘。脾虚，木陷土中，则疏泄失司，气机不畅而疼痛，或胸痛、心下痛，或腹中痛等。

尺弦多为下焦阳虚不运，或邪阻，或饮蓄。阳虚不运者可见尺弦而无力，邪阻或饮蓄者可见尺弦而有力。下焦阴寒盛者，可见尺弦而拘急。

二、临床应用

1. 脉弦而粗大

【作者医案】

患者，女，62岁。2018年3月20日诊。因左膝关节肿胀疼痛，在武汉某医院诊断为半月板破裂，拒绝手术治疗，由家人带来就诊，先用中药一试，若失败再行手术。患者形体虚胖，除左膝关节肿胀、疼痛外，十余年来右肘疼痛，阴雨天加重，右耳已聋三年余，余无明显症状。舌质淡胖，苔薄白润，脉弦而粗大软，重按之稍减。脉症合参，可知气虚水饮较重，处方葛根汤加术附、四神煎合方加味：葛根10g，炙麻黄15g，桂枝10g，炒白芍10g，生姜三片，大枣10g，炙甘草6g，生黄芪80g，苍术10g，茯苓12g，石斛15g，川牛膝15g，远志15g，金银花30g，淫羊藿（仙灵脾）12g，巴戟天20g，14剂。

复诊时，肿胀疼痛大减，肘关节疼痛也明显减轻，以上方继续服用两个月停药，诸症全消，无意中打电话时，发现右耳听力也恢复。停药至今未复发。

2. 脉沉弦而细

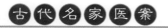

张路玉治包山金孟珍，正月间，忽咳吐清痰，咽痛。五六日后，大便下瘀晦血甚多。延至十余日，张诊其脉，六部皆沉弦而细，此水冷金寒之候也。遂与麻黄附子细辛汤，其血顿止。又与麻黄附子甘草汤，咽痛亦可，而觉心下动悸不宁。询其受病之源，乃醉卧渴饮冷饮所致。改用小青龙去麻黄加附子，悸即止，咳亦大减，但时吐清痰一二。乃以桂、酒制白芍，入真武汤中与之，咳吐俱止。尚觉背微恶寒倦怠，更与附子汤二剂而安。

俞震按：咽痛下血，不以风火治，而以辛温燥热药始终获效者，由其善于识脉也。（清·俞震《古今医案按·卷五》）

按：脉沉弦而细，本案脉象当属无力之候，若属有力则为实证。沉脉可为里也可为表寒，弦为气滞、水饮或寒凝，且弦则多为虚证，细为阳气虚或阴血虚。其症有咳吐清痰，必为寒证，故脉沉弦细为阳气虚而寒凝之象。咽痛则为寒凝所致，大便下瘀血也是寒凝血瘀的直接原因。张氏认为此为水冷金寒所致，是指肾肺两脏均为阳虚兼寒凝。亦即《伤寒论》所论之少阴病，兼有寒邪郁表，故用麻黄附子细辛汤而非四逆汤。服药后其血止，是此方具有温散寒凝之效，故能温散寒瘀，瘀随寒而散则不复出血。咽痛减轻，说明肺之寒凝减轻，同时也可说明在表之寒邪得到温散。

心下动悸不宁，有两个原因：一是少阴之表证用麻黄附子细辛汤后，因麻黄的燥烈之性对阴津阳气均有耗散，可加重少阴心肾阳气和精血的虚损；二是本病得病之初与醉卧饮冷有关，麻黄附子细辛汤虽然也有温散水饮作用，但可能余邪未尽，水饮仍停在肺胃之中，水气冲逆也可致心悸。咳嗽仍在，可以确定水饮在肺，心悸之症确有水气凌心的原因。因此，可以运用小青龙汤加减，以去肺胃水饮而止咳止悸，去麻黄之辛燥之烈，以防耗散过度，加附子温阳强心以扶正。此方以桂枝温肺化饮，并能止悸，五味子、干姜、细辛、半夏温阳化气、化痰止咳，芍药滋阴敛汗兼敛肺止咳，以制约诸温燥药的副作用。桂枝、干姜、附子三药相伍，温阳作用更佳。

服药后心悸止，咳嗽也大减，但时吐清痰一二口，说明仍有寒饮在内，转方为真武汤加味，此方温心肾之阳而兼化水饮，加桂枝化气行水，温补之力较上方力量更大。

服前后咳吐俱止，说明水饮已化。尚觉背微恶寒倦怠，背恶寒说明心阳不足，倦怠则显露阳气虚弱之象。病邪虽去，但正气未复，心肾阳气虚弱，故改真武汤为附子汤，即合用参附汤温补心肾以收全功。

第二节　紧脉

一、脉象

1.定义

脉势紧张有力，状如牵绳转索，坚搏抗指。

2.歌诀（《濒湖脉学》）

【体状诗】

举如转索切如绳，脉象因之得紧名。

总是寒邪来作寇，内为腹痛外身疼。

【相类诗】

见弦、实。

【主病诗】

紧为诸痛主于寒，喘咳风痫吐冷痰。

浮紧表寒须发越，沉紧温散自然安。

寸紧人迎气口分，当关心腹痛沉沉。

尺中有紧为阴冷，定是奔豚与疝痛。

3.脉象示意

见图11-2。

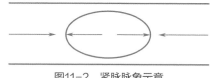

图11-2　紧脉脉象示意

4. 诊法

紧脉脉象正如古人形容的"如切绳转索",是脉搏跳动时,不仅左右弹指,而且有绷急感,脉管与周围组织截然分明。紧脉弹跳的方向是上下左右一起弹,并有抽紧感和充实感。

5. 分类

按紧脉的程度划分,可分为略紧、紧两类。

6. 鉴别

紧脉应与弦脉相鉴别。两者指下感觉比较难分,都有紧张感觉。但细细体察,弦脉主要是脉管纵向的紧绷,古人形容为"端直以长,如按琴弦";紧脉则以横向绷急感为主。

但也有不少紧脉纵向、横向都有绷急感,此时可称为弦紧脉。

7. 形成机理与诊断意义

(1)寒邪凝滞 寒邪凝滞可致脉管紧张,可以表现为弦脉,但程度更重者,则可表现为紧脉。脉紧为经脉拘急之象,有如蚯蚓痉挛之象。

风寒袭表,表寒可致脉浮紧。此时在表之经脉气血为寒邪所束而不通,不通则痛,可见头痛、身痛、骨节烦痛等症,故经脉拘急而脉紧;寒邪闭郁在表之卫阳,卫阳不能温煦体表则恶寒;卫阳与寒邪相争于体表,阳气斗争则可以出现发热,发热则多有脉浮,阳气浮出体表与邪相争也会出现脉浮。

需要注意的是,临床上太阳伤寒也可见到沉紧脉,即当寒邪过于盛实,收引之力很强时,可出现沉紧脉。

寒邪直中脏腑之里,收引凝滞气血,也可出现脉沉紧。此时脏腑阳气较充实,故见脉象沉紧有力。

(2)阳虚寒凝 阳虚者,经脉失于温煦而拘急也可致脉紧。如《伤寒论》283条:"病人脉阴阳俱紧,反汗出者,亡阳也,此属少阴",即少阴心肾阳气虚弱而脉紧,但必紧而无力,重按之更加无力。因阳虚生内寒,寒主收引,故也可见紧脉。

(3)阴血不足可致紧脉 正常脉象有阳气之温煦和阴血之濡养,所以脉象从容柔和。若阴血亏虚,经脉失于阴血的濡养也可拘急而紧,如《伤寒论》第86条:"衄家不可发汗,汗出必额上陷,脉急紧,直视不能眴,不得眠",此时之紧脉是阴血严重不足导致的筋脉拘挛,也可视为肝风内动之脉,与弦脉类似,其脉象也可称为弦紧脉。

(4)邪气阻滞气机 气机高度紧张时,可出现脉紧。导致气机紧张的原因主要是邪气阻滞,如热结、宿食、痰浊、水饮、结石等。因气机紧张,故常可见到疼痛症状,此时符合中医所说不通则痛的机理,临床应视其导致疼痛的具体原因分别对待,而不是简单的止痛治疗。

(5)痉病可致紧脉 痉病为筋之病,痉挛剧烈时,可致血脉随之而拘挛,所以出现拘紧脉。肝风内动之症，若症状严重，可以出现气血涌动急迫，脉呈拘急紧迫之象。

（6）三关脉紧的临床意义　伤食者，食阻于内，气机不通，可致紧脉，临床根据部位偏上偏下之不同，可呈现寸关尺三部的紧脉。宿食阻滞极重时，可呈涩脉。

关脉紧，除了宿食以外，还可见于中焦寒盛、阳虚、邪阻、阴阳不得升降等，此时可伴见胸腹疼痛的症状，如紧而无力多为阳气虚，紧而有力为寒邪盛或邪阻以及阴阳不得升降。

尺脉主下焦，故下焦阳虚或阴盛，或厥气上逆而发作奔豚可致紧脉，下腹部筋脉拘急而剧痛者即为寒疝，也可出现紧脉。

二、临床应用

1. 脉沉细紧

【作者医案】

患者，女，20 岁，2019 年 4 月 10 日诊。经前小腹痛剧烈，经期常推迟，量少色暗。形体瘦弱，手足冰冷，自幼很少出汗，即使夏天也很难汗出。面色暗淡，唇暗，舌淡胖，苔薄白腻润（图 11-3），脉沉细紧。

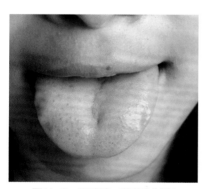

图11-3　舌淡胖，苔薄白腻润

此为寒凝血瘀，处方以麻黄附子细辛汤合当归四逆加吴茱萸生姜汤：炙麻黄 3g，制黑附子 6g，细辛 3g，当归 15g，桂枝 10g，赤芍 10g，生姜 30g，大枣 20g，炙甘草 6g，通草 15g，吴茱萸 10g，7 剂。

服药后，下次月经时痛经明显减轻，经量较前明显增多，颜色较前鲜明，手足稍温。嘱仍以此方继续调理，在每个月经期前三天开始服药，至月经结束止，共服约 6 剂，依此方法服用至病症完全消除为止。

2. 脉虚大弦紧而数

当代名家医案

患者，男，43 岁。两个多月以前，在出车的时候，突然感到发热恶寒，咳嗽咽痛，头痛身楚，经用青霉素、利巴韦林（病毒唑）、感冒通等治疗后，虽然发热恶寒、头痛身楚已经消失，但咳嗽、咽喉疼痛却一直不见改善；特别是近半月以来，咳嗽经常难止，夜间常常因咳嗽难止而不能入睡。又改请中医以银翘散、桑菊饮、止嗽散、金沸草散、川贝枇杷露、竹沥水等治之，非但不见好转，反而日渐感到咳喘气短，头痛咽痛，疲乏无力，纳呆食减。审其两脉虚大弦紧而数，舌苔白。因思脉虚大者，气血俱虚也；浮弦紧者，表寒也；数者，寒郁化热也。综合脉证，诊为气阴俱虚、痰湿内郁，表寒郁而化热。治拟：黄芪15g，地骨皮10g，党参10g，知母10g，生地黄10g，麦冬10克，补气养阴；半夏、紫菀、茯苓、知母各10克，清热化痰止咳（编者注：此处知母一味与前文重复，当为原案作者为阐明药理时所为，不是笔误）；柴胡、白芍、甘草、半夏、茯苓各10g，调肝理胆，疏理三焦；桂枝、甘草各10g，通阳解表以驱表寒。服药6剂，愈。（朱进忠《中医脉诊大全》）

按：脉浮弦紧者为表寒，因浮为表，弦与紧类，均可为寒，说明患者仍有表邪，结合患者头痛咽痛仍在，可知表证仍在。脉虚者多为气虚或气血两虚，脉大者可知体内有热，脉数也为热，结合症状，咳喘气短、疲乏无力、纳呆食减，均为气血两虚，而兼有痰热。痰热之证并未见明显的痰证，说明痰热郁于里而伤阴。从病变部位来看，咳喘属肺，饮食减少为脾胃。综合分析可知肺气阴两虚兼有湿热，脾胃气虚为主。

治疗原则为扶正祛邪，以健脾益气、润肺化痰、通降气机兼以温散表寒为法，采用黄芪鳖甲汤加减治之。黄芪、党参、茯苓补益肺脾之气，地骨皮、知母、白芍、生地黄、麦冬润肺滋阴，清泻肺火，半夏、紫菀止咳化痰，桂枝散寒固表，柴胡、白芍调理肝胆，疏泄三焦，甘草益气、调和诸药。

关于本方中应用柴胡的问题值得讨论。柴胡既可疏散透表解热，又可内调三焦、肝胆之气。本案中外感迁延日久，已变成内伤病，以肺脾气阴两虚为主，兼有余邪，用柴胡与桂枝相伍可除余邪。而在内伤中，柴胡可条达气机。本案气机不畅主要是中焦脾胃和上焦肺，所以用柴胡主要是调达中上焦之气机，三焦为元气和津液之道路，中焦元气虚弱而运行迟滞，津液停滞而生痰湿，上焦元气虚弱而肺气虚滞，宣降失职，水津不布而生痰浊，可致胸闷气短。因此运用柴胡于此方中是从三焦入手调理脾肺二脏，既调理气机，也杜绝痰饮水湿产生之源。若从柴胡疏泄肝胆气机来看也颇有裨益，因肝气禀春生之气，肝木疏气而助脾胃之土以养万物，助肺以宣发肃降通行周身之气，布散周身之津。黄芪鳖甲汤原方中有桔梗、桑白皮，笔者以为加入方中有益无害，因桔梗清肺排痰止咳且兼治咽痛，桑白皮泻肺热而化痰热，此二药与半夏、紫菀等相伍，共助肺之宣降，与本案中病机和临床表现均契合。

3. 脉弦紧

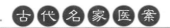

大宗伯董浔老，年六十七，有脾胃疾，翁以过啖瓜果而胸膈胀痛，时当处暑也。延予治。诊其脉，寸关弦紧，观其色，神藏气固。翁门下蒋虹桥、沈乐闲者，多艺人也，翁素亲信二公，诘予曰：症脉何如？予曰：症脉虽胸腹胀痛，然易瘳也。二公曰：翁生平不能素食，食辄泻，今不茹荤者半月，燕居好弈，好看书，好作诗文，即盛暑亦手一编不言倦，日永亦不瞑，今不亲笔砚者月余，不栉沐者七日，它一切无所事事，倦极矣。诸名家如沈竹亭、沈春宇、金樗丘者，剂备尝之无益也。而公何言易？予曰：诸公不过用二陈平胃，加山楂、麦芽等消导剂耳，与症何涉。盖翁伤于瓜果，而为寒湿淫胜。经云：寒淫所胜，治以辛温。然瓜果非麝香、肉桂不能消，此诸公所以不能愈翁疾也。予以高良姜、香附各一两为君，肉桂五钱为臣，麝香一钱为佐，每服二钱，酒调下之。药入腹，胸次便宽，再而知饿，三服而巾栉，交接宾客如未病者。翁语沈、蒋曰：孙君所见所养，度越诸人若是。往闻治张氏子，气绝两日而能活之，今于活吾病益信，诚临蓍虢国之遗，特书一轴以彰其高，因以纪一时之良遇云。（明·孙一奎《孙文恒医案·卷一》）

按：本案病因明确，为平素有食积，暑月又贪食生冷瓜果，导致胸膈胀痛。脉象为寸关弦紧，表明胃与膈中有寒食阻隔。前医所用之药为二陈、平胃加楂、芽等，这些对于普遍的食积和痰湿有用，但对于寒湿凝结之积则不对症。"寒淫所胜，治以辛温"，即阴寒之性的邪气，当以辛散温通之品才能将之驱散。这也就是前方之所以无效的根本原因所在。孙氏以辛温散寒之品对症治之，高良姜、香附、肉桂、麝香等均极其温燥，高良姜具有温胃散寒除湿之功，香附辛温而燥，可温通行气而益肝胃，肉桂可温脾胃与肾，此处取其温胃散寒之力，麝香辛香走窜力猛，合前数味药共同辛散寒邪。服药方法也有讲究，以酒调服，是借酒之辛温加强药效。寒邪易伤阳气，本案是否应兼顾温补阳气呢？观患者"神藏气固"，说明患者未出现因寒湿而伤及阳气的情况，故不必温补阳气。

第三节　缓脉

一、脉象

1. 定义
一息四至，来去缓怠，或脉形弛纵，缺乏足够的紧张度。缓脉的脉率稍慢于平脉而快于迟脉。

2. 歌诀（《濒湖脉学》）

【体状诗】

缓脉阿阿四至通，柳梢袅袅飐轻风。

欲从脉里求神气，只在从容和缓中。

【相类诗】

见迟脉。

【主病诗】

缓脉营衰卫有余，或风或湿或脾虚。

上为项强下痿痹，分别浮沉大小区。

寸缓风邪项背拘，关为风眩胃家虚。

神门濡泄或风秘，或是蹒跚足力迂。

3. 脉象示意
见图 11-4。

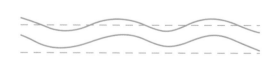

图11-4　缓脉脉象示意

4. 诊法
具体而言，缓脉之缓的含义有三种。一是正常脉象，即不浮不沉，不大不小，不疾不徐，不强不弱，悠悠扬扬，往来均匀。其指感从容和缓，说明有胃气，有神气。二是较正常脉象稍慢一点，缓即专指缓慢之意。三是脉象感觉上有缓怠无力之感。

病理性的缓脉，一般同时具备后两个含义，即脉率上仅稍慢于正常脉象，同时有一种缓怠无力感。而出现缓怠无力感的原因，是以下三种要素的综合：其一是脉率较正常为慢；其二是脉管软而张力低；其三是脉力较正常脉象力度稍弱。

在脉率上，缓脉多数是指脉搏持续在每分钟 60 ～ 69 次的脉象，既不为迟脉，但较正常脉象要慢一点。但在脉搏力度上和脉管壁张力上难以用量化指标加以规定，只能说力度和管壁张力均要稍弱于正常，在临床上把握起来相对较难，我们可以采用沉按有力无力作为一个参照，即缓脉在沉按时，停留稍久则感觉其力较浮中取时明显更软弱无力一些，而正常脉象在沉取时其力度没有明显的减弱。

5. 分类

据以上诊法所列，可分为正常脉象中的缓脉和病理性的缓脉。

6. 鉴别

（1）缓脉与迟脉相鉴别　缓脉与迟脉在脉率上均较正常脉率要慢，但迟脉为明显的慢，即脉率在 60 次以下，缓脉只是较正常脉要稍慢一点，即在 60 ～ 69 次。

（2）缓脉与软脉相鉴别　二者均有软弱之象。但缓脉除了软以外，还兼有脉率的慢。而软脉不一定脉率慢，它强调的是脉管管壁张力弱，以及脉力较弱的表现，这两个特点综合表现称为软。

（3）缓脉与濡脉相鉴别　二者均有软弱无力感。但缓脉多指脉率的慢，且管壁清晰，濡脉脉率可快可慢，且濡脉脉管明显的软弱以至于管壁有些模糊不清。

7. 形成机理与诊断意义

在讨论病理性的缓脉之前，先要掌握正常脉象上的缓脉。一些身体素质较好的人，有经常锻炼的习惯，平时气血调和，故其脉从容和缓，柔和有力。若见常年脉象如此，健康无病，即可判定为胃气充足的表现。

病理性缓脉的形成，主要有以下几个原因。

（1）邪气阻滞气机而见缓脉　如寒、湿、饮、痰、瘀、食滞等病因病机，均同于迟脉，只是其程度较迟脉为轻而已。其中，以湿邪最为常见，因为湿阻气机，气机不畅而脉率变慢。

这几种邪气均可阻滞气机而呈缓脉，从脉象上分辨有些难度。根据各种邪气的性质我们可初步判断，寒邪之缓可兼有紧的感觉（即脉管紧而脉率略迟缓），饮邪之缓可兼有沉弦之象（即脉管略紧张、脉位略沉、脉率略迟缓），痰邪可兼有滑脉（即指下感觉如珠滚动而脉率略迟缓），瘀可兼有涩（即脉幅小或往来难或脉搏收得快，同时脉率略迟缓）。湿邪引起的缓脉，除了脉率缓慢以外，还兼有脉管的软和脉力上的软弱无力，严重的也可兼有涩脉。湿邪导致的缓脉还可兼有缓而细或沉，因湿邪也可致脉细或脉沉。

（2）脾气虚　脾虚生湿，湿伤脾胃，二者可互为因果。此病因病机出现缓脉的频率，与上述湿邪致缓脉频率基本相同。脾虚的脉可兼有虚脉，也可兼有浮大而软的脉，故可见缓而软弱、缓而虚大。

（3）**缓脉与风邪致病相关** 如《伤寒论》中太阳中风，脉浮缓，此为风伤肌表，营卫不和所致。

缓脉与风邪相关。风为阳邪，其性开泄，可致脉管弛纵，此时之缓脉是指脉管松软之意。

此与脾胃气虚也相关，即素有脾胃气虚之人，感受了外来的风邪易出现浮缓脉。

要注意：若脾胃阳气虚亏，未感受风邪，也可脾胃气虚而气往外浮，脉管因气虚而松软无力，此时可以为浮缓脉。若脾胃气虚还未出现气虚外浮时，可见沉缓脉。

（4）**缓脉与热有关** 热与气结也可出现缓脉，此现象临床少见，但亦应注意。因热势弛张，可使经脉弛缓而致缓脉，气结严重者可致脉率变迟缓，临床当结合四诊合参。

二、临床应用

1. 脉缓而濡软无力

【作者医案】

患者，男，31岁，2019年4月10日诊。自诉患有强迫症，每次出门都要反复回头检查大门是否锁好，每次外出回家后第一件事就是反复洗手十余次方罢休。患者形体略胖，头昏沉，记忆力下降，平时易于紧张，每日凌晨必醒，多梦，食欲较好，大便时溏时秘，口中和，头部疼痛、畏风冷，可能与十年前头部外伤有关。舌淡白，瘦薄，舌尖红点，舌苔薄黄腻（图11-5），脉缓而濡软无力。

四诊合参，以脉为主，诊断为胆经湿热上扰清窍，处方以蒿芩温胆汤加味：青蒿30g（后下），黄芩8g，陈皮10g，法半夏15g，茯神15g，竹茹20g，枳实10g，菖蒲15g，远志15g，7剂。

服药后头脑较前清晰，记忆力稍增，睡眠较前好转，但强迫症无改善。再以前方加减调理3周后，强迫症明显好转，每日只需洗手一两次，有时还可以控制不洗。

经治疗后，随着症状减轻，脉象由缓脉变成弦脉，之后为调理睡眠，改成柴胡加龙牡汤，睡眠和紧张感均明显减轻，现患者仍在我处继续调治。

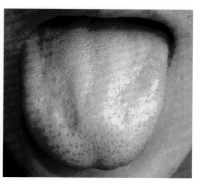

图11-5 舌淡白，瘦薄，舌尖红点，舌苔薄黄腻

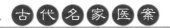

古代名家医案

　　一妇年逾五十，其形色脆弱。每遇秋冬，痰嗽气喘，自汗体倦，卧不安席，或呕恶心。诊之，脉皆浮缓而濡，曰：此表虚不御风寒，激内之郁热而然。遂用参、芪各三钱，麦冬、白术各一钱，黄芩、归身、陈皮各七分，甘草、五味各五分，煎服十余帖而安。每年冬寒病发，即进此药。（明·汪机《石山医案·卷上》）

　　按：形色脆弱，在秋冬之季自汗体倦，多为气阴两虚。痰嗽气喘，恶心呕吐多有痰湿内阻。结合脉象浮缓濡，可知浮脉为气虚而浮，缓脉为气虚而迟缓无力，濡脉则说明体内有痰湿。因此汪氏诊断为表虚不御风寒是指气虚而卫表不固，内之郁热应属湿热内郁。以生脉散加黄芪、白术益气养阴而固表敛汗，加当归以和血养血，陈皮、甘草以健脾化痰湿，黄芩清体内痰湿郁热。方药对证故服之有效。

　　次年秋季又患滞下，腹痛后重，其脉濡细稍滑表明体内湿热明显。细脉也表明患者素体气血两虚，结合其形色可辨其体质。但当前所患疾病与实邪相关，本着急则治其标之经旨，先以小承气利气除湿、消胀止痛，再以补中益气汤治本，加枳壳、黄芩、芍药为行气化湿和血，此为标本兼治。

3. 浮缓而弱

古代名家医案

　　郑村汪钿，长瘦体弱，病左腹痞满。谷气偏行于右，不能左达，饮食减，大便滞，居士诊其脉，浮缓而弱，不任寻按。曰：此土虚木实也。用人参补脾，枳实泄肝，佐以芍药引金泄木，辅以当归和血润燥，加厚朴、陈皮以宽胀，兼川芎、山栀以散郁。服十余帖，稍宽。因粪结滞，思饮人乳，居士曰：只恐大便滑耳。果如言。遂辞乳媪，仍服煎药，每帖加人参四五钱。后思香燥物。曰：脾病气结，香燥无忌也。每日因食香燥榧一二十枚，炙蒸饼十数下，以助药力，年余而安。（明·汪石山《汪石山医学全书·石山医案》）

　　按：脉象浮缓而弱，不任重按，反映气虚而无根。此时浮非主表，而为气虚外散，缓为脾虚，弱为气血两虚。左腹痞满，是因"谷气偏行于右，不能左达"，实因脾气虚弱，不能运化，气机阻滞，影响到肝气的畅达，致左腹痞满，此即土虚木实的病机。本病为因虚致实，且脾病及肝，故治疗时以补脾气虚为主，兼顾肝胃气滞。因素体虚弱，只能缓缓图治。气虚易生湿，在食疗上可予以健脾行气化湿之品。

4. 脉浮缓而濡

古代名家医案

　　竦塘黄崇贵，年三十余。病水肿，面光如胞，腹大如箕，脚肿如槌，饮食减少。居士（指汪机，编者注）诊之，脉浮缓而濡，两尺尤弱。曰：此得之酒色，宜补肾水。家人骇曰：水势如此，视者不曰通利，则曰渗泄，先生乃欲补之水，不益剧耶？曰：经云水极似土，正此病也。水极者，本病也；似土者，虚象也。今用通利渗泄而治其虚象，则下多亡阴，渗泄耗肾，是愈伤其本病而增土湿之势矣。岂知元则害承乃制之旨乎？遂令空腹服六味地黄丸，再以四物汤加黄柏、木通、厚朴、陈皮、人参、白术。煎服十余帖，肿遂减半，三十帖痊愈。（明·汪机《石山医案·附录》）

　　按：本案为水肿，以肾阴虚水湿辨治。脉浮缓而濡可确定为水饮，尺脉尤弱说明为肾虚。汪氏认为酒色伤肾，宜补肾水，此说明后之所用地黄丸为六味地黄丸而非八味地黄丸。即以滋肾阴而利水湿为主，并加以补血之四物汤，以白术、木通、黄柏利水消肿，以人参、白术、陈皮、厚朴健脾胃理气，以培土制水。

　　本案病机辨析为"水极似土"，是说本案为肾虚极重而似脾虚水湿。真正为肾虚之证者即为尺脉弱，此证以健脾渗泄方药不仅无效，反而过度利湿而伤肾阴。

　　本病为顽固性水肿，为我们临床治疗水肿病提供了一种思路，即阴精亏虚也会水肿，此当以补肾填精，兼以健脾活血利水。本法是脾肾双补，补阴利水的治疗范例。

5. 脉缓大

　　族侄孙子忠，患痢于湖之东双林，腹大疼，日夜行百余次，下皆红脓，状若腐烂鱼肠，绝无粪，疼而喊叫，声震中外，由孟秋饥饱后，娼家纵欲而得也。一病即伏枕，已十日余矣。予时寓雄城，相去百里外，渠叔少崖，邀予往视。诊其脉，皆缓大无力。始用芎、归各五钱，加人参、白芍药、桂心、木香、黄连，服四日不效，改用胶艾汤，亦不效，大孔状如竹筒，物食而下不变色犹原物。予思之，此脾经为寒湿所伤，脾不裹血故也，非附子理中汤加肉桂、肉果不可。进五六帖，痢始减半，饮食稍进。（明·孙一奎《孙一奎医学全书·孙氏医案》）

　　按：急性痢疾多为大肠湿热毒所致，若气血虚弱可能转为慢性迁延难愈。本案患脓血痢发作急迫，但脉缓大无力，提示病情已转为虚证为主，与脾气虚寒湿有关。但一诊和二诊时均着眼于血痢，于方中加入当归、川芎、芍药等血分药，于气虚寒湿皆不相宜，故无效，三诊时改方附子理中汤温阳化湿，方见明显效果。

第十二章 脉形的变化

一、脉象

1. 定义

浮大中空，如按葱管。形容芤脉的形象特征为上下两旁皆见脉形，而中间独空，即外强内弱之意。

2. 歌诀（《濒湖脉学》）

【体状诗】

芤形浮大软如葱，边实须知内已空。

火犯阳经血上溢，热侵阴络下流红。

【相类诗】

中空旁实乃为芤，浮大而迟虚脉呼。

芤更带弦名曰革，芤为失血革血虚。

【主病诗】

寸芤积血在于胸，关里逢芤肠胃痛。

尺部见之多下血，赤淋红痢漏崩中。

3. 脉象示意

见图 12-1。

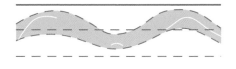

图12-1 芤脉脉象示意

4. 诊法

脉位偏浮，浮取即较明显。稍重按即变为无力，继续往下按至中位时，指下空虚，手指两边略弹指。

芤即葱管之意，以芤命名本脉，是用其形象和软硬度来形容本脉。强调脉管质地较软，中间空虚，脉管边缘虽软而为实。中间空虚是在中取时体会出来的，有种空虚软弱的感觉，与浮取时的反差很大。边实是指脉管壁的弹性还在，软而有弹力。

5. 鉴别

（1）**芤脉与软脉相鉴别** 软脉是脉管紧张度和脉力均弱，而芤脉的脉力虽弱，但脉管有力甚至略弹手。

（2）**芤脉与虚脉** 弱脉等无力脉相鉴别。三者均有无力感，其主要区别在于芤脉中按才有无力空虚感，而两边管壁有紧张力和弹力。

（3）**芤脉与革脉鉴别** 革脉也是浮大中空，但是按之如鼓皮或如皮革，与芤脉有相似的地方，二者区别在于血管壁的紧张度不同，芤脉的管壁紧张度要弱于革脉。

6. 形成机理与诊断意义

（1）**出血导致芤脉** 芤脉血脱或血亏者最为常见，都是由于各种大出血造成的。大量出血可见于两种类型，一是急性大出血，二是慢性小量出血但出血时间很久，这两种情况都可以出现芤脉。血为气之母，即阳气依附于阴血之中。阴血不足，阳气无所依附，浮越于外，则脉象浮取明显，且左右弹指，此种特点与弹指脉有些相似，弹指脉也与出血的机理有关；又因血不足，血管内的血容量不足，所以中取按之则中空。

如关脉芤为中焦失血，左关脉芤为肝血不藏，右关脉芤为脾血不摄。若尺脉芤，则为阴虚阳搏，迫血妄行，可出现下血症状，或为赤淋溲血，或为红痢便血，或为崩中。

肠胃痈可出现关部芤脉，是因痈肿也可伤血，致脉中空虚而兼浮，具体而言，其形成机制为：气血为热所蒸则腐败，血腐化脓则血伤，故诊脉时以指按之即可感知脉内空虚；同时血伤则气无所依，阳气向外向上浮动，加之血中热邪的推动亦可迫使阳气外浮，故脉体轻取即得为脉浮之象。尤其是肠胃痈疡破溃后的大出血，阴血大伤而气浮，更易出现关部芤脉。

临床上，大出血的患者在刚出血之后，其脉象不一定出现芤脉，很多可表现为数大或细数之脉，数大为阳气虚浮于外，细数为阴液亏虚而内生燥热，这个现象值得进一步研究。

（2）**阴津大亏** 与血液亏虚类似，阴液亏虚也会导致芤脉。阴液与阳气互根互用，互相制约，若因高热伤及阴津，阴不制阳，阴液也不能收敛阳气于体内，故阳气浮越于外，浮大之象即是阳气浮越的表现，中空之象是阴液亏虚的表现。

（3）**失精** 《金匮要略·血痹虚劳病脉证并治第六》云："夫失精家，少腹弦急，阴头寒，目眩，发落，脉极虚芤迟，为清谷，亡血失精。脉得诸芤动微紧，男子失精，女子梦交，桂枝加龙骨牡蛎汤主之。"如男子经常遗精可称为失精家，精血同源，所以脉见中空，因精血亏虚，阳气外浮，则可见脉浮大。临床上遗精、滑精病患者常见脉象为芤脉兼弦脉或动脉。

（4）**胸中瘀血** 李时珍说"寸芤积血在于胸"，指出临床上可见到这种情况。临床上胸中瘀血可见涩脉、动脉或芤脉。

这三种脉象有共同的病因病机，即均与气血虚少、不得荣养有关。心主血脉，若心血不足，血行迟滞，可出现涩脉；若心血不足，心神失养，则易出现动脉；若瘀血不去，新血不生，日久则血虚，气无所恋而浮越于外，则可出现芤脉。

二、临床应用

1.脉浮缓而芤

【作者医案】

患者，男，32 岁，2019 年 4 月 5 日诊。滑精 5 年，几乎无日不滑精，面色惨白，身体极其瘦弱。自诉路上见到异性即会滑精，以至于不敢结婚。检视其 5 年来的中药处方，或清热，或补肾，或滋阴，或潜阳，或收敛，但均无效。患者表情高度紧张，眼神焦虑，诊脉时可见其手指颤抖，睡眠多梦，食欲差，精神萎靡不振。舌质淡嫩，苔黄厚腻，脉浮缓而芤。此证为肝胆郁滞夹湿热，先语言宽慰，再处方四逆散合当归贝母苦参汤：柴胡 12g，枳实 10g，炒白芍 12g，炙甘草 6g，当归 15g，浙贝母 12g，苦参 12g，7 剂。

服药一周仅滑精一次，患者信心大增，继服两周后，黄腻苔消除，再用上方 5 剂，又连续滑精 3 天，患者惊恐万分，紧急来诊，症同前，但脉已变为浮弦，改方柴胡加龙牡汤加磁石：柴胡 15g，法半夏 15g，黄芩 12g，党参 15g，桂枝 10g，茯神 15g，煅龙骨 30g，煅牡蛎 30g，磁石 10g，生石膏 30g，生大黄 4g，生姜三片，大枣 10g，7 剂。

此方服用后滑精未犯。其后仍以上方调治。现仍在门诊调理巩固中。

2.脉虚芤

古代名家医案

吕氏暑热烦劳，下崩上衄，屡次晕绝，肢冷胸温，苏醒后胁满心忡，惊汗不寐，脉虚芤。此心肝血失所统，而气随血脱也。急须固气以摄血，乃阴从阳长之理。用洋参五钱、茯神三钱、枣仁、龙骨各二钱、黑甘草钱半，龙眼五枚、小麦二合、五味八分。三剂神安熟寐，逾日血仍至，复晕而苏。用理中汤加荆芥（醋炒黑），数服得止。（清·林佩琴《类证治裁·卷之二》）

按：暑热烦劳则伤气阴，下崩上衄为脱血，血脱则气无以附必将随之而脱，所以出现气脱不固之惊汗。肢冷、胸满、心悸为心气虚，脉象虚芤，芤为浮大中空，说明正气有离散之势，中空又说明阴血亏虚。当阳气和阴血均虚极欲脱时，应益气固脱为主。方以生脉散加味治之，西洋参益气滋阴，茯神、酸枣仁、龙骨、五味子收敛固涩，小麦滋阴养血，甘草益气。气阴得固后，再以理中汤加荆芥止血以治标。

第二节　革脉

一、脉象

1.定义

浮而搏指，中空外坚，如按鼓皮。

2.歌诀（《濒湖脉学》）

【体状主病诗】

革脉形如按鼓皮，芤弦相合脉寒虚。
女人半产并崩漏，男子营虚或梦遗。

【相类诗】

见芤、牢。

3.脉象示意

见图 12-2。

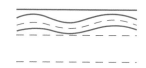

图12-2　革脉脉象示意

4.诊法

革脉是浮大而弦紧，中取沉取按之明显无力且弦紧顿失。

5.鉴别

革脉与芤脉极其相似，不同之处在于，革脉的脉形较芤脉稍有力。

　　革脉最常见的临床意义是血枯精亏。临床上多见于亡血、失精、半产、漏下等病症。阳虚不摄、气虚不固、阴血下脱均可见崩漏、梦遗，所以革脉也可见于阳气和阴血亏虚。因革脉为浮大中空，浮大为气浮于外的表现，气浮于外，可因血虚、气虚、阳虚、阴虚等，血虚则气无所依附而外越，阳虚则阴寒内盛，阳浮于外，气虚无力鼓搏于内，又不能固守于其位致气浮于外，阴虚不能内守而致阳气浮越于外。革脉的中空既可为精血枯所致，也可为气血虚衰不能充盈所致，也可为阳气衰弱无力鼓搏血脉于内所致。革脉浮取有崩急紧张之感，是因阳气虚而外浮冲击所致，也是因阳虚温煦不及所致。

二、临床应用

当代名家医案

　　某男，63岁。病奔豚三十余年，自觉有气从小腹上攻，攻至腹则腹胀痛，攻至胸则胸中憋闷疼痛，呼吸窒塞，欲死，连及头颈、后背、两臂皆憋胀痛，痛苦殊甚，全身无力，继则大口频频嗳气，气喷涌如山崩，气出则诸症稍缓，须臾复作，一日发作二三次或十数次，逐年趋重。情志波动时更重。脉弦大按之减，呈革脉，两尺沉，西医诊断冠状动脉粥样硬化性心脏病（简称冠心病）、胃神经官能症、吞气症等。中医诊断为奔豚，乃肝肾阳虚，厥气上逆。予乌梅丸加减。（李士懋《相濡医集》）

　　乌梅6g，炮附子15g，干姜5g，桂枝12g，茯苓15g，白术10g，川椒5g，细辛4g，黄连8g，黄柏4g，党参12g，当归12g，沉香4g。

　　此方加减，共服24剂，诸症渐减而愈，已2年未再发。

　　奔豚病的原因为冲气上逆，与肝肾相关，临床根据具体证型可选用奔豚汤、桂枝加龙牡汤、桂甘龙牡汤、柴胡加龙牡汤以及乌梅汤等，本案奔豚气发作与情志波动有关，脉弦大说明与肝相关，脉按之减，呈革脉说明兼有肝阳虚，两尺沉又说明兼有肾阳气虚，故不为西医诊断结论所惑，用乌梅汤补益肝肾阳气，合苓桂术甘汤温阳利水而止冲悸，加沉香温肾降气，取得了良好效果。